幸せを呼ぶゴールデンスマイル

歯並び美人で充実人生

著 宮島悠旗
歯科医師／歯学博士

合同フォレスト

はじめに

20世紀を代表する天才物理学者、アルベルト・アインシュタイン。彼の名言にこんな一節があります。矯正歯科を生業《なりわい》としている私にとっては、衝撃的な言葉でした。

人生における成功をA、
仕事をX、遊びをY、
口を閉じることをZとすると、
A＝X＋Y＋Zが成立する。

つまり、人生の成功＝仕事＋遊び＋口を閉じることである、とアインシュタインは言っているのです。ここでいわれている「口を閉じること」は、余計なことを言わないという意味だけではなく、口を閉じて「鼻呼吸」することも意味しています。

これを知ったとき、さすがアインシュタインは天才だなと感動しました。彼はおそらく推測していたと思うのです。鼻呼吸がどれだけ身体に有益かということを。

彼はもしかしたら、鼻呼吸をすることによって副鼻腔から一酸化窒素（NO）が出ていて、これと吸い込んだ空気が混ざることで殺菌されたクリアな酸素が体内に入るということも、うすうす気づいていたのかもしれません。このことがノーベル医学・生理学賞として証明されたのは、彼の死後40年以上たった１９９８年のことでした。

本書を手に取ったあなたは、不思議に思うかもしれませんね。歯科矯正がテーマの本だと思ったのに、鼻呼吸の話から始まるなんて、と。

実は、私たち矯正歯科医が患者さんに矯正を行う際、必ず「鼻呼吸に変えてください」とお伝えしています。なぜなら、鼻呼吸をしていると自然と口を閉じ、口の中での舌の位置が歯に触れない部分にきちんと収まるからです。

舌の位置も、「歯並び」にとって非常に重要なかかわりをもっています。口呼吸を続けていると舌の位置が下がり、下の前歯を前に押し出すような部分に収まりがちになります。そのような状態が長く続くと、受け口になってしまうのです。受け口が歯の健康にかかわっていることを、知らない方は多くいます。

私の専門は矯正歯科ですが、歯並びをよくするのは、美しさのためだけではありません。実は、矯正歯科は予防医学の最上流といわれます。死ぬまで自分の歯で食べること、そのために歯の健康を歯並びから考えていくこと、それが健康長寿にいかに大きく寄与しているかをぜひ知っていただきたいと思い、本書を著しました。

欧米諸国に比べると、残念ながら日本では歯の健康の大切さが浸透しておらず、こうした知識を持っている方々もまだ少数です。グローバル化が進む昨今、健康な歯を維持することの重要性はより増していると感じます。

健康な歯を育てていくための取り組みは、実は乳幼児の頃から始まっています。そして、歯並びが整い、口の中が健やかに保たれている子どもたちは集中力や瞬発力にも優れ、脳も活性化されるので、その子ならではの能力を十分に発揮しながら成長できます。

しかし、大人になってしまってからでは手遅れかというと、そんなことはありません。乱れた歯並びを整えることで自信が持てたり、明るい性格に変わって仕事もプライベートもうまくいき始めたりする人がたくさんいます。

もちろん見た目だけではありません。長年、悩んでいた「原因不明」の頭痛や、慢性の肩こり、腰痛が解消することもあるのです。

そして、最終的には口の中をケアしながら健康長寿を目指し、最後まで自分の歯を使って人生を楽しむことができます。

歯は生まれた時からお墓に入るまで、私たちに大きな影響を及ぼします。そのことに気づき、お口のケアを始めた人から、人生の質がさらに高まっていくのを私は日々目の当たりにしてきました。

歯を大切にして、口の中を健やかに保つことは、いくつで始めても遅いということはありません。健康管理に気を使っている方、ビジネスで成功したい方、海外を活動の場にしたい方、お子さんの健康管理に自信を持ちたい方、健やかに年を重ねていきたい方などに、ぜひ本書を手に取っていただきたいと思います。

歯の健康、そして歯並びをよくすることで噛み合わせを正常に戻すことが、どのように私たちの身体全体の健康に作用しているか、詳しくご説明しましょう。さらに、歯科医師の立場から、歯の健康を保つために具体的にどんなことをすればよいのかを、生活習慣をはじめとしたさまざまな事柄についてご紹介します。

天才・アインシュタインが垣間見ていたかもしれない、歯と健康のかかわりをご一緒にひもといていきましょう。

目次

幸せを呼ぶゴールデンスマイル
歯並び美人で充実人生

第2章 口元がきれいな人は人生で得をする

第3章 こんなにある噛み合わせのメリット

第4章

歯並びは遺伝2割・生活習慣8割

第5章 日本の歯科医師の中で3%しかいない歯科矯正専門医が教えるデンタルケア

第6章 たった1秒で愛されるゴールデンスマイルをつくろう！

第7章 日本人を世界に誇れる口元美人に

第1章

もったいない！
あなたの印象が
「歯並び」で損しているとしたら……

先進国の中で歯並びが悪くても平気なのは日本人だけ

日本人は歯並びの悪さを気にしない民族です。まわりに歯並びが悪い人がいても、その人にマイナスイメージを持ちません。それが日本人の寛容さであると言われればそうなのですが、グローバルな視点で見たら理解しがたい感覚かもしれません。

一方で、日本人は髪型や服装など、歯並び以外の面では意外と厳しいのです。学校や職場では髪の毛を明るく染めてはいけないという暗黙のルールがあるなど、それなりの場所では暗黙のドレスコードがあります。空気をしっかり読めていないと、「この人は物を知らないのだろうか。信用できないな」などと思われてしまいます。

日本以外の先進国で歯並びが重視されている理由はさまざまですが、大きな理由としては、**歯並びが整っている＝矯正治療などで自分の身体をきちんと管理できているという証**になっていることがあげられます。ひいては、親がそうした意識を持って子どもを管理していているかどうかということにもなるため、歯並びが悪い＝育ちが悪い、という見方をされてしまうこともあります。

禁煙が叫ばれて久しい今のご時世、日本でも喫煙者であるということが、その人のイメージを下げてしまうことが多々あります。ほかにも、著しく太っている場合、「この人は自己管理ができない、だらしない人なのではないか」といった見方をする人もおり、意思が弱いと見られてしまうことさえあります。欧米をはじめとする先進諸国では、こうした感覚と似たような感じで、歯並びの悪さも捉えられてしまうのです。

外国人は100％歯並びに厳しいというわけではありませんが、歯並びを気にする意識の高さは、日本人とは格段に違うといえます。日本では、ほとんどの人が気にしていないけれど、日本以外の先進国の人たちは、大なり小なり、自分の歯並びも他人の歯並びも気にしているのです。

患者さんには必ず最初に、「なぜ、矯正治療をしたいのですか？」とお聞きしています。よく言われるのは、海外在住の体験があり、その際に現地の人たちから「なぜ、その歯を治さないの？」「その歯並びを治せないほど、お金がないの？」などと普通に聞かれたというものです。海外で初対面の人に、会うたびにそんなことを言われたら、やはりへこみますよね。そういう苦い体験から、矯正に踏み切る方々も意外と多いのです。

私が診ている患者さんの場合、海外では歯並びの美しさの優先順位が高いために、海外留学をする前に矯正する方と、帰国後に歯の矯正を始める方の2パターンがあります。前者の場合は、海外で歯並びの悪さを指摘されないようにするため、後者は海外で歯並びの悪さを指摘されたことで、矯正を始めようと決心されています。

仕事でアメリカに滞在して、帰国後に「矯正したいのです」と来院した漫画家の女性がいました。彼女は滞在中に歯並びの悪さをいろいろな人に指摘され過ぎて、「もう嫌になったから、来ました」と言います。八重歯と出っ歯のある歯並びですが、海外に出るまでは、自分の歯並びを何ら気にしていなかったそうです。「日本にいるときは、何も言われなかったから」というのが理由です。イギリス留学を終えた女性も、同じようなことを話していました。

日本人のいいところでもあり、悪いところでもあるのですが、相手に対して気になることがあっても、指摘しないことが多いですよね。相手に「ここを直したほうがいいよ」などとは、基本的に言わない性質です。けれども、外国人はそのあたりがかなりストレートで、「あなた、それは直したほうがいい」と指摘してくる傾向にあるようです。

「歯並び」で手にする幸せが変わるって知っていますか?

外見がよい人は、そうでない人に比べて収入が12~17%高くなるという経済学の論文のデータがあります。

数年前にNHK・Eテレの番組「オイコノミア」で外見をテーマとした特集が取り上げられました。それによると、アメリカのテキサス大学オースティン校の教授が調査研究したところ、「外見のよい男性・女性は、外見の劣る男性・女性より所得が17%高い」という結果が出たのです。

アメリカの別の調査機関からも、同様の内容が報告されています。そこでは「外見が優れている人は、そうでない人と比べて生涯年収が12%上昇する」という結果が出たといいます。このように、見た目がいい人はそうでない人よりも年収が高い傾向にあることは、すでに証明されているのです。

これは見た目によって幸せの度合いが変わるということを一番わかりやすい数字で表し

ているのですが、なぜこうした結果になるのかを、もう少し細かくひもといてみましょう。

見た目による第一印象を最も左右する身体の部位は、実は顔です。基本的にほとんどの人が顔から第一印象を受け取りますので、顔が一番重要な箇所ということになります。

その顔の中でどこのパーツが、どのくらいその人の魅力の割合を占めているのか。最も多くの人が気にしているのが目です。目というのは顔のパーツが与える印象のうちの3割を占めていて、歯と口の周りで3割、残りの4割は鼻や耳になるそうです。ということは、歯と口元についても、目と同じような割合で第一印象を大きく左右するパーツだといえます。

特に女性の場合、目元はお化粧でいくらでも変えることができます。男性から見ると、女性はメイクによって見違えるほど変わります。動画サイトなどを見ていても、お化粧の前と後とでは「え、同じ人なの?」と思うくらい変わることがありますよね。

けれども、歯はお化粧をすることができません。ここが決定的な違いです。そう考えると、むしろ目よりも歯の影響のほうが、第一印象を左右しているのではないかとも考えられるわけです。

そして、第一印象が変わると、社会におけるその人の扱われ方も変わってきます。結局は見た目で対応を区別する人が多いということ。残酷な現実ではありますが、研究データに基づく事実でもあります。意識している、していないにかかわらず、やはり見た目がいいほうが得をするという現実はあるのです。

よくいわれるたとえですが、能力はまったく互角で、一人はものすごい美人もしくは美男子で、もう一人は普通の顔だった場合、最終的には美人もしくは美男子が選ばれる確率が高いのではないでしょうか。もしかすると、少しくらい能力が低くても、美人や美男子が選ばれるケースもあるかもしれません。

仕事にしてもプライベートにしても、やはり見た目がいいほうが得をすることが多いようです。確かに、人は見た目だけではないですし、内面のあり方も大事です。ただ残念ながら、データに基づくこうした見方もあるのです。

目のお化粧、つまり目の周りの美しさは自分である程度矯正できると思いますが、歯や口周りの矯正は、やはり専門家でなければできません。そうした意味でも、歯並びが気になるという方には、早めに何らかの手を打つことをおすすめしています。

日本人は骨格的に歯並びが悪くなりやすい

歯並びの良し悪しには、頭蓋骨の前後の奥行き幅がおもに関係してきます。欧米人は鼻が高いですよね。なぜ鼻が高いかというと、頭蓋骨の奥行きが前後に広いからなのです。また、鼻の骨と上あごの骨は隣り合ってつながり、連動しています。そのため、上あごの骨が発達していると、自然と鼻も高くなるのです。これは、鼻筋がスッと通った美しい鼻の形にも関係しています。

上あごの骨が鼻の骨の下にある関係上、鼻の骨が前後に長いということは、あごの骨も前後に長いことになります。歯並びを上から見るとU字型をしていますが、この部分の後ろ（喉側）が長い、つまり歯が並ぶスペースが広いのです。したがって、すべての歯がストレスなくきれいに萌《は》えてくることになり、西洋人のほうが歯並びは悪くなりにくい傾向にあります。

こうした頭蓋骨を持つ欧米人に比べ、日本人の頭蓋骨は奥行きの前後が狭く、1本の歯がストレスなく萌えるためのスペースが取れません。よって、歯並びが悪くなりがちなのです。

にもかかわらず、アメリカ人は8割以上が歯を矯正しています。それも日本人なら、矯正を考えないくらいのちょっとしたずれでも、矯正する人がほとんどです。

そのため、欧米人にとって、日本人の歯並びの悪さは、驚くくらいに悪く見えるそうです。知り合いのアメリカ人歯科医師に、日本人の中ではよく見かける歯並びが悪い人の写真を見せたことがあるのですが、「こんなに歯並びが悪い人は見たことがないよ!」と言われました。このようなケースは意外と多いのです。

アメリカの矯正歯科医からすると、一生で出会えるかどうかというくらいに歯並びの悪い人が、日本人には多いということ。著しい肥満体のアメリカ人を見て、日本人である私たちは「あんなに太っている人を見たことがない!」と驚くことがあります。それと同じような感覚なのでしょう。残念ながら、日本人の歯並びの悪さは、欧米人からすると、そのくらいショッキングなものとして、映ってしまうようです。

なお、歯の数は人種を問わず同じです。西洋人も日本人も、上下14本ずつの計28本。ただ、西洋人のほうが口の中のスペースが広いため、余計な歯がある可能性があります。私たちが「親知らず」と呼んでいる歯は、中切歯（最前方の前歯）から数えて8番目にあります。日本人よりも、西洋人のほうが親知らずを持っている人は多く、きちんと普通に萌えている人も多い。逆に日本人は、あるといっても実際には萌えずに、埋まったままの場合が多いです。

ここまで読むと、日本人よりも欧米人のほうが、歯のサイズも大きいのではないかと思う方が大半ではないでしょうか。ところが、歯のサイズに関しては、日本人のほうが欧米人よりも大きいのです。口の中のスペースは欧米人に比べて小さいけれど、そこに並ぶ歯が大きいと、余計に歯並びが悪くなりやすいことになります。昔から言われている日本人の特徴に、前歯の幅が大きいことがあげられます。欧米の方とお話する機会があれば、観察してみてください。

歯並びが悪いと身体がゆがむ

歯並びが悪いと、まっすぐ噛むことができないために、あごをずらすようにして噛む癖が、無意識のうちについてしまうことがあります。

こうした現象は、歯が萌えかわる小学校低学年の頃から現れます。歯並びが悪いとまっすぐに噛むことができず、それをどうにか補おうとして、左右もしくは前後のどちらかにあごをずらして噛むのです。それがずっと続くと、あごの骨自体がずれ、身体の重心もそれに合わせてずれた状態で成長することになります。

身体の重心を脳が捉えるうえで、実はあごの骨の位置は、とても重要な役割を担っています。あごの骨がどう傾いているかで、脳は身体の傾きを感知しているといわれているからです。つまり、歯並びが悪いと、脳内における身体の傾きの感知もずれてしまうのです。

ほんの少しの差だとしても、あごの骨がずっと傾いたままの状態だと、たとえ身体がまっすぐだったとしても、「身体がちょっと斜めになっているよ」という信号を、脳はたえず受信してしまいます。そして、身体が斜めになった状態を「まっすぐだ」と脳は認識してしまうのです。すると、平地にいても斜めに傾いた場所にいるようなゆがみが身体に生じてしまいます。

身体の1カ所でも重心がずれると、そこを補正しようとして、ずれのある部位から順番に身体全体にゆがみが伝わっていき、ねじれやずれが生じてしまいます。歯並びが悪いということは、あごの重心がずれてしまい、身体がゆがむ最初のきっかけをつくりやすくすることでもあります。

基本的な姿勢反射の絵（1―1）があります。頭が右、あごが左にずれている場合、肩はバランスを取ろうとして左肩が上がり、右肩が下がります。すると背骨は肩のゆがみに合わせて曲がり、骨盤は右が上がって左が下がり、足は右が長く左が短くなります。このように左にゆがんだあごを全体的に補正し合うため、身体全体にゆがみが生じることになってしまうのです。

あごが左右にずれた場合は、先述のようなことが起こりますが、あごが前後にずれた場合には、猫背や反り腰になります。さらに、下あごの骨が後方にずれると、いわゆる出っ歯になって猫背になり、下あごの骨が前方にずれると、いわゆる受け口になって反り腰になります。

歯並びの悪さは、私たちの身体にこれだけ大きな影響を及ぼしていることをご理解いただけたのではないかと思います。

1-1 基本的な姿勢反射

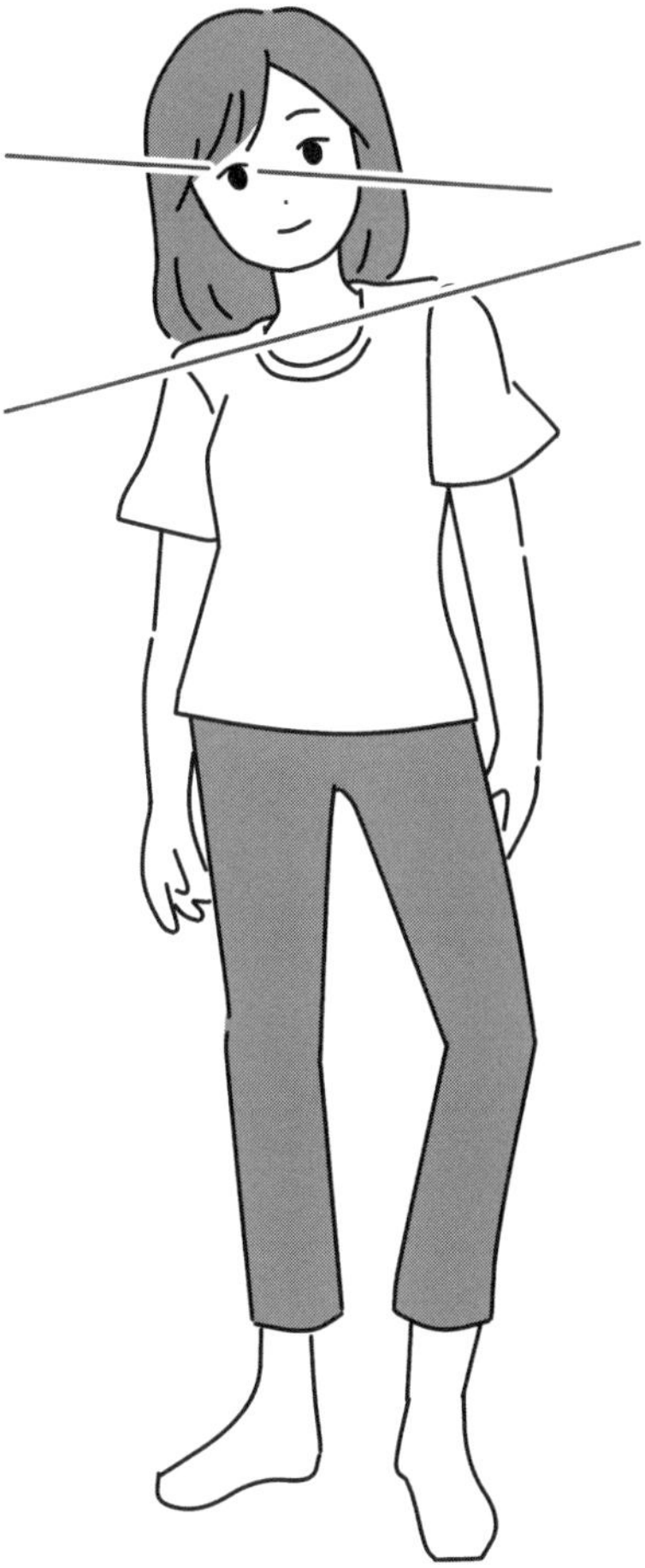

噛み合わせのずれで、肩の位置もずれる。
また、足の長さも変わる。さらには、反り腰や猫背の原因にもなる

噛み合わせが悪いと胃腸の調子も悪くなる

歯並びが悪いと噛み合わせも悪くなります。そのため、自分ではきちんと噛んでいるつもりでも、食べ物をしっかり粉砕できていないことがあります。そうなると、食べ物を丸飲みしているような状態になり、その分の消化を胃腸が負担しなくてはならなくなるため、消化器系の不調にもつながります。

一方、噛み合わせが整っていて歯で食べ物を小さく咀嚼《そしゃく》できていると、消化における胃腸の負担は少なくなり、消化器系の健康を維持するのにも役立ちます。

ところで、あなたの噛み合わせは大丈夫ですか？

基本的に、食べ物をすり潰すのは奥歯で、噛み切るのは前歯になります。ただ、中には前歯でうまく噛み切れない人もいます。奥歯だけで噛んでいて、前歯では噛めていない人の噛み合わせを開咬《かいこう》といいます（1－2）。これは悪い噛み合わせの一種で、上と下の前歯の間に隙間ができてしまっている状態を指します。

上下の前歯に隙間があって噛めないため、奥歯でしかものを噛めません。そして、奥歯で噛んだときに、上下の前歯にさらに隙間ができてしまうのです。ですから、横に口を広げて歯を見せるようにして「イーッ」としたときに、上下の前歯の間に隙間が空いてしまいます。この状態ですと、肉類はもちろん、麺類なども前歯で噛むことができません。

開咬の状態でどのようにご飯を食べているのかと思うかもしれませんが、開咬で矯正を検討する方で「ご飯を食べづらいので矯正したい」という方はほとんどいません。矯正の患者さんに、開咬の方はよくいますが、皆さんものを噛めない

1-2 開咬

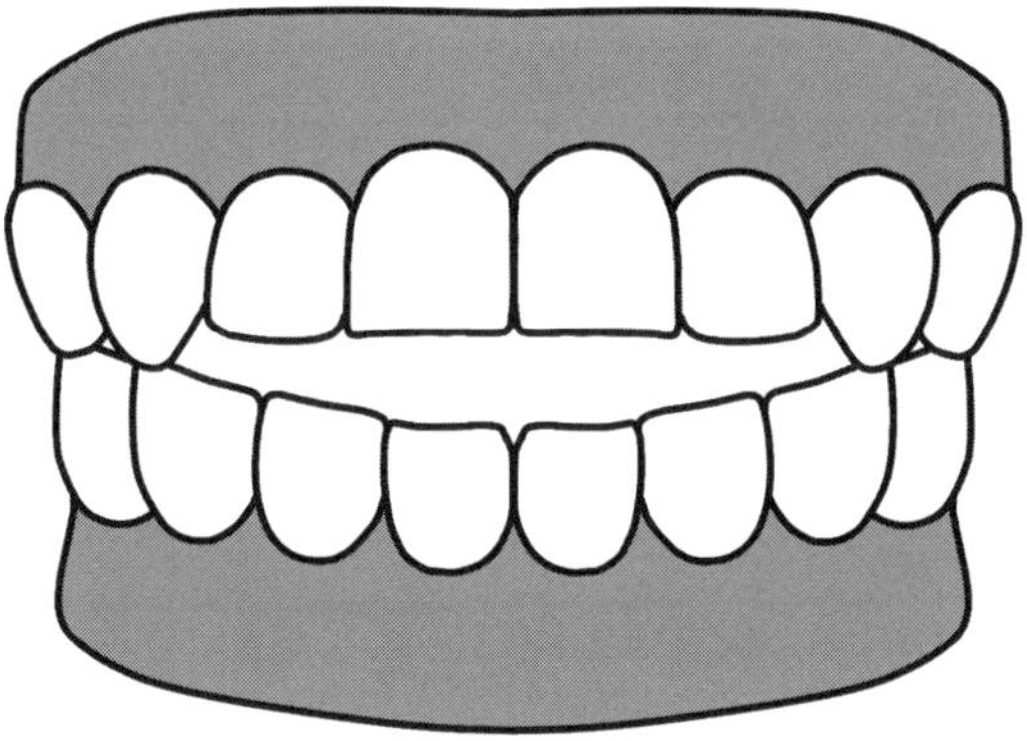

ことよりも「歯並びをよくしたい」と言います。

物心ついたときからの歯並びなので、自分は前歯でものを噛めていないということがわからないのです。患者さんは噛み合わせには、あまり意識が向いていません。9割以上が見た目をよくしたいという思いで矯正をスタートします。

けれども、噛み合わせというのは歯並び同様、非常に大切です。そのため、矯正を始める前に私はいつも、患者さんに鏡を持っていただいて一緒に見ながら「こういう問題があるので、こういう治療をしていきましょう」とお話をするようにしています。

そこで皆さん、初めてご自身の噛み合わせが悪いことを知るのです。そして矯正をした結果、歯並びが整い「あ、ちゃんと噛めるようになった」ということに気づきます。結局、「噛める」という状態を知らないと、「噛めていない」という状態もわからないのです。


もう一つ、噛み合わせに大きく影響するのが、奥歯が倒れて萌えている場合です。奥歯の問題をご自分から指摘する患者さんに、私はほとんどお会いしたことがありません。そのくらい、皆さんはご自分の奥歯についてご存じないと言っても、過言ではないでしょう。

こんなケースがありました。墨田区の歯科医院に20代の患者さんが訪れました。下の歯の一番奥を十二歳臼歯といい、その手前を六歳臼歯といいます。この下の奥歯2本は大きい歯で、患者さんの十二歳臼歯は90度内側に倒れていました。痛みはないそうです。完全に下の奥歯が寝てしまっていて、本来、上と下で噛み合わさるはずの面が合っておらず、下の歯の側面に上の歯が当たるようになってしまっていました。そうなると歯茎への影響が大きく、虫歯や歯周病になるリスクが高まり、歯の寿命も短くなってしまいます。

とはいえ、こうした歯でも正しい向きに治す治療法はあります。基本的には、寝てしまっている歯を起こすように矯正します。歯の根っこを骨の中で動かすことで歯の位置と向きを正します。ただ、90度寝てしまった歯を直立した状態に戻すわけですから、時間がかかります。2年ほど矯正を続ければ、ほとんどの方が正常な位置に戻ります。

奥歯が倒れた患者さんは、自分の奥歯がこのように深刻な状態になっていても、そこまで深刻に受け止めていない方がほとんどです。

学校などでの歯科検診では「歯並びが悪いですよ」というチェックだけをされて、そこまで詳細な説明は受けていないと思います。そもそも歯科検診は限られた時間の中で大勢を診なければならないので、虫歯があるかどうかのチェックが優先となり、歯並びや噛み合わせに関しては、問題があるかないかくらいしか診ないのが実情です。

指摘されたことをかかりつけの歯医者さんに相談し、矯正についての話をしない限りは、そこまでクローズアップされない症状だといえるでしょう。ただ、一般の歯科医院に相談して、「これはまずいね」ということがわかったとしても、その先生が治せるかというと、必ずしもそうはいきません。こうした歯は矯正のプロでしか、しっかりとした治療を施せないからです。

私が矯正治療を担当している各地の歯科医院の先生方に話を聞くと、たいていの方が学校の歯科検診で「この紙をもらって……」と、よく内容がわからずにお子さんと保護者でかかりつけの医院にやってきます。そこで診察をして、本格的に矯正が必要となった場合に、私が担当することになるのです。

歯並びは見た目でわかるので、一般の方でも気づきますが、噛み合わせというのは口の中のことですし、専門家でないとまず気づけません。自分の噛み合わせを認識している人は、ほぼいないといってよいでしょう。とはいえ、噛み合わせは身体の健康に大きく関係してくるので、気になる方は一度、かかりつけの歯科医に相談してみるとよいと思います。

歯科医院に行けば、噛み合わせたときに歯に色がつく紙を使って、どこの歯をどのように使っているかを調べることもできます。ご自身の噛み合わせがどうなっているのかを把握できるでしょう。

歯並びが悪いと医療費がかさむ

一般的に、寿命の短い歯が多い人は、介護状態になります。寝たきりになってしまった高齢者と、元気に過ごしている高齢者の歯を比較すると、元気な高齢者は基本的に歯がたくさん(だいたい20本以上)残っています。歯は全部で28本ありますが、そのうち20本以上残っていると、年を重ねても健康でいられるというわけです。

皆さんは「8020《ハチマルニイマル》運動」をご存じですか? これは1989年から当時の厚生省と日本歯科医師会が推進している「80歳になっても20本以上自分の歯を保とう」という運動です。

20本以上の歯があれば、しっかりとものを噛むことができ、ほぼ満足な食生活を送ることができるといわれています。楽しく充実した食生活を送り、健康を維持するには、生まれてから死ぬまですべてのライフステージにおいて、元気な歯を保つことが大切になるのです。

特に高齢者の場合、しっかり噛めるということは、手足にちゃんと力が入ることにもつながります。人は立つ、ものを持ち上げるなど、動作を行うときに無意識に歯を食いしばっています。そのため、歯の状態が悪く、食いしばることができないと体に力も入らないのです。

立ち上がろうとしたときに、足を踏ん張ることができるか、握力を使って自分の身体を支えることができるか――こうしたことが寝たきりにならず、車いす生活にならないための大事なポイントとなります。健康寿命を延ばすには、手足を踏ん張る力が必要となり、そのためには歯をなるべく健康に保ち、高齢になっても20本以上は自分の歯を持っていることが、とても大切になります。

それができなくなると身体のバランスが崩れてくるため、立てない、歩けない、起き上がれないということになってしまうのです。時々ある話なのですが、車いすの方がちゃんとしたよい入れ歯をつくったら、立てるようになったという例もあるくらいなのです。

早く歯を失ってしまう人というのは、基本的にほぼ全員が歯並びに問題があったといえます。歯並びや噛み合わせが悪いと、20代の女性でも歯茎が下がってきてしまう場合があり、そうなると歯周病にもなりやすく、多くの歯を早い段階で失うことになりかねないのです。

歯周病は歯茎の下の骨が溶けてしまう病気で、虫歯は歯が溶ける病気ですから、どちらも歯の寿命にかかわってきます。歯周病は歯の周りの骨が溶けていくので、歯の原形はとどめていても、最終的には抜け落ちてしまうのです。そうやって自分の歯を失えば失うほど、健康でいられる時間が短くなっていきます。

厚生労働省の発表によると、２０１６年の健康寿命は男性72・14歳、女性74・79歳。２０１９年の平均寿命は男性81・41歳、女性87・45歳。両者を比べると、その差は男性が９・27年、女性は12・66年となっています。

高齢になった際に歯の状態が悪ければ、最悪の場合、男性は９年間以上、女性は12年間以上介護や医療が必要になる可能性があり、人生で最も医療費がかかる期間となってしまうこともあるわけです。こうしたことからも、なるべく長く自分の歯を20本以上維持し、介護状態にならないようにすることが、最終的には医療費の削減にもつながるといえるでしょう。

さらに細かくみていくと、歯並びが悪いと虫歯になりやすいため、その治療費もかかってきます。そのうえ身体がゆがむために、肩こりや腰痛なども出やすく、そうしたメンテナンスで整体やマッサージなどの治療院に通うのにもお金がかかるでしょう。

1－3のように、歯並びが悪いと歯茎が下がりやすくなるために歯周病になりやすく、歯周病になると、実は糖尿病にかかりやすくなるという現実もあります。

愛媛県で糖尿病治療を専門にされている、にしだわたる糖尿病内科の西田《にしだ》亘《わたる》院長は、必ず糖尿病の治療をする際に患者さんに「歯周病の治療もしてください」と伝えているそうです。歯周病は、糖尿病の合併症である網膜症、腎症、神経障害、足病変、動脈硬化性疾患に次ぐ、6番目の合併症ともいわれています。そのくらい歯周病と糖尿病は関連性が高いのです。

糖尿病の人はそうでない人に比べて、

1－3 糖尿病と歯周病の負のスパイラル

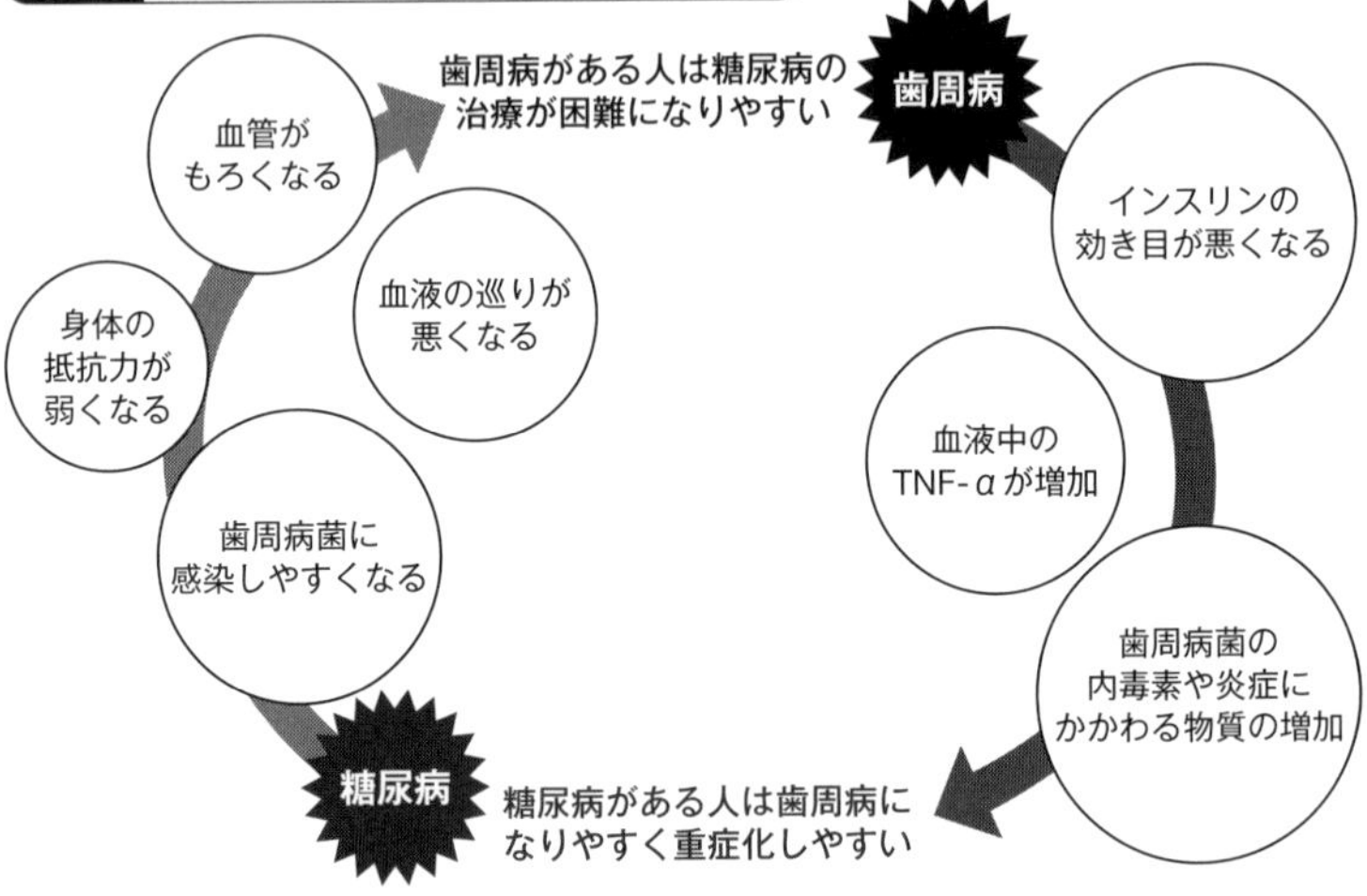

歯周病
インスリンの効き目が悪くなる
血液中のTNF-αが増加
歯周病菌の内毒素や炎症にかかわる物質の増加
糖尿病がある人は歯周病になりやすく重症化しやすい
糖尿病
歯周病菌に感染しやすくなる
身体の抵抗力が弱くなる
血液の巡りが悪くなる
血管がもろくなる
歯周病がある人は糖尿病の治療が困難になりやすい

歯周病になるリスクが2〜3倍高くなるといわれています。また歯周病の進行が早く、重篤化しやすい傾向にあります。

糖尿病になると血管がもろくなり、血液の巡りが悪くなって免疫力も下がってしまいます。そのため歯周病にもかかりやすくなるのです。

一方、歯周病になると、歯周病菌の内毒素（エンドトキシン）や炎症にかかわる物質が体内に増えたり、血液中の細胞に与えるサイトカインであるTNF－αが増加したりすることで、インスリンの効き目が弱くなって糖尿病になりやすくなってしまいます。

こうした負のスパイラルにはまらないためにも、歯周病にならないように予防すること。そのためには、歯並びと噛み合わせをよくして、歯の状態を健康に保つことが効果的なのです。

歯並びが悪いと発音が悪くなる

歯並びがよい人に比べると、歯並びが悪い人は言葉の発音も悪くなってしまいます。特に開咬の方は、上下でうまく噛み合わない歯の隙間から息が漏れてしまうため、舌っ足らずな感じになってしまいます。発音というのは、歯の並び方がきちんとそろっていてこそ、美しくなるのです。

歯並びが悪いと、サ行、タ行、ナ行、ラ行といった音の種類によっては、活舌が悪くなってしまいます。これらは舌を歯の裏側に接して発音するため、歯並びが悪いとそれがしにくいのです。

個人的には、テレビを観ていて矯正をおすすめしたくなるアナウンサーもいます。アナウンサーなどを目指している方は、就職活動をする前に矯正治療をしておくことといい気がします。

私が診ている患者さんの矯正治療は、症状にもよりますが、だいたい1~2年で終わります。ワイヤーによる矯正は月に1度、インビザライン®という透明なマウスピースを使った矯正の場合は2カ月に1度来院いただきます。

矯正の最中はワイヤー装置があるため、発音しにくいと感じることもあるかと思います。インビザラインのほうがまだ発音しやすいのですが、やはり何もつけていない状態に比べると違和感があると思うので、なるべく早い開始をおすすめします。

歯並びの悪さは自信のなさを生む

私が治療に当たっている患者さんは、噛み合わせや発音などよりも、歯並びの見た目が気になるという方が圧倒的に多いです。そのため、矯正が進んで歯並びがきれいになるにつれて、皆さん明るく自信を取り戻していきます。

治療を始める前は、多くの方が「歯並びの悪さが気になって、本当はあまり自分に自信が持てなかった」と言います。それくらい、歯並びの悪さというのはその人の自信や自己肯定感に影響を与えているのです。

歯並びの悪さがコンプレックスとなって、友達づきあいや恋愛、自分がチャレンジしてみたいことなどに、なかなか前向きに取り組めない方が多いようです。そのため、来院当初は表情が乏しかったり、声が小さかったり、話すときはいつもうつむき加減だったりしていました。

歯並びにコンプレックスがある方の中には、意外と他人の口元を見ていて「あなたは歯がきれいでいいわね。私は自分の歯並びが嫌いだから、どうしても人の口元を見てしまうの」という方もいるようです。ほかにも、ずっと口元を手で隠すようなしぐさをするために、かえって周りから「あの人は口元になにかコンプレックスがあるのかしら」と感じさせてしまうケースもあるようです。

口に手を当てるまではいかないとしても、歯並びに自信がない方々は、歯を見せないで笑う練習をしたりしています。患者さんの中にもけっこういます。けれども、そういう笑顔は、やはりどこか不自然ですよね。そこから、自信のなさにつながってしまうこともあるようです。

ただ、矯正治療が進むにつれて、「歯並びがよくなってきたから、歯を見せて笑うようにしています」と、輝くような笑顔をふりまくようになる方を見るのは、矯正歯科医としての喜びの一つでもあります。

芸人からハリウッド女優まで！　歯にお金をかける理由

人に見られるのも仕事のうちという芸能界の方々はやはり、歯並びや歯の健康のことを非常に気にされています。

アメリカでもある程度のステータスのある方々の間では、歯にお金をかけるのは当たり前という風潮があります。ハリウッド女優のニコール・キッドマン、シャロン・ストーン、ドリュー・バリモア、俳優ではトム・クルーズやニコラス・ケイジ、歌手のマドンナなど、第一線で活躍している人たちは、もれなく歯並びをとてもきれいにしていることがわかります。

欧米人にとっては、もともと歯にお金をかけることが最重要事項となっていたわけですが、最近は日本でも、デビューしてから売れ始めると、歯の矯正をする方が多いように感じます。ふとした瞬間に「あれ？　この人、歯並び変わった！」と思うことがよくあるからです。

私が担当している患者さんの中にも、ドラマで活躍する女優さんがいますし、テレビで食べ物のレポートを中心に活躍する方、舞台俳優の方、声優としてお仕事をしている方もいます。やはり、常に人に見られる仕事をしていて生活レベルが少し上がると、歯にお金をかけようとする方は増えるのだなと感じます。

歯並びをきれいにすることは、単純に見た目を美しくするだけでなく、ゆくゆくはその方の健康をも守ることになると考えると、これはとても正しい自分への投資のような気がするのです。

「八重歯」は虫歯の温床

日本人の間では、八重歯というと可愛らしい笑顔を強調するチャームポイントとして認識されてきましたが、欧米では歯並びの悪さの一つとして捉えられてしまいます。

八重歯とは、上あごの前から三番目に萌えてくる犬歯（糸切り歯ともいう）が両隣の歯よりも外側に飛び出した位置に萌えている状態を指します。犬歯は形がとがっているため、歯並びの外側に飛び出したことにより、そのとがった部分が強調され、ほかの歯が出ているよりも目立ってしまうのです。

さらに、八重歯の根はあごの骨の範囲より外側に出ているため、歯茎が下がって歯周病になりやすいというデメリットがあります。また、両隣の歯と重なり合っていることから、その部分に汚れが溜まりやすく、歯ブラシだけではなかなか落とすことができません。そのため、虫歯になりやすいという点でも問題視されているのです。

八重歯とその両隣の歯との3本がくっついて固まっている場合などは、すみずみまできれいに歯磨きをするのは、まず無理です。歯は3本あるのに、形としてはひと塊といったようになってしまっていると、フロスなどもできません。それでも、食べ物のかすなどが隙間に入ってきてしまうので、虫歯を予防するのはかなり大変なのです。

たとえ虫歯の治療をしたとしても、そもそも汚れやばい菌の温床となりやすいため、詰め物をしたその境目から菌が入り込み、虫歯が再発してしまう危険性も高いのです。特に八重歯が隣の歯と重なっている部分に虫歯ができてしまった場合、歯科医師にとっても治療をしにくい部分で、普通にまっすぐ並んでいる歯が虫歯になったときに比べると、きちんと処置できないこともあります。

ほかにも、八重歯は通常の歯並びの外側に出ているため、八重歯が埋まっている唇側の骨や歯茎は、ほかの歯に比べてもともと薄い状態になっています。また、ほかの歯よりも外側にあるため、歯ブラシによるブラッシングの圧が強くかかりがちです。こうした理由からも、八重歯の歯茎は下がりやすく、歯の根っこが出やすくなってしまうのです。

そもそも歯の根っこは、その土台となる骨の中にきちんと入っていないといけないのですが、八重歯の場合は外側に出てしまっています。それをなんとか歯茎でカバーしていますが、そこに骨はない状態なのです。

矯正によって八重歯の出っぱりを整えて歯並びをきれいにすることはできます。ただし、八重歯の飛び出し具合がひどい場合は、矯正で歯並びを整えても、歯茎が下がった状態は治りません。歯並びはよくなったとしても、歯茎が下がった状態はそのままになってしまうのです。

このような歯茎を治すには、矯正以外の専門の歯科治療が必要で、下がった歯茎を上げてはりつける方法をとります。これは歯周外科という部門になるのですが、歯周病治療のスペシャリストならば、手術をして治せます。

ただし、このときの流れとしては、八重歯の位置をまず矯正で治してから、歯茎の移植手術を行います。八重歯をそのままの状態にして、歯の表面に歯茎をはりつけても、長くその状態を持たせることができず、すぐにまた歯茎が下がってしまうためです。

最初に八重歯を正しい位置に戻してから、歯茎の手術をすることで位置を安定させて、きちんと治すことができます。こうした作業を専門ごとに分けて行うのが、歯科のチーム医療になります。

歯並びが悪いと口元の形も悪くなる

歯並びの悪さは、単に歯がきれいに並んでいるかどうかだけでなく、口元全体の印象にも大きな影響を与えることになります。

特別太っているわけではないのにあごがない。口元がもこっと出ている状態を「アデノイド顔貌《がんぼう》」といいます。これは鼻の奥と喉の境目にある「アデノイド」と呼ばれるリンパ組織が肥大化したことにより、鼻での呼吸が難しく、口呼吸になったことで起こる特有の顔つきのこと。

口呼吸は起きているときも寝ているときも、常に口を開けたままの状態が続きます。すると、口周りや舌の筋肉が衰えてゆるくなり、上あごに比べて下あごが発達しなくなり、後退して見えるようになります。症状が悪化すると、あごを中心に顔全体の骨格にゆがみが出て、歯並びも悪くなります。

小学校低学年の子どもであれば、これから成長する時期が残っているため、矯正であごを正しく成長させることはできます。

ただし、その状態のまま大人になってしまうと、骨格的に下のあごが後ろに位置することになります。あごがないように見える状態を治す場合は、外科矯正という手術しか方法がありません。あごの骨を切って治す手術と、矯正治療の合わせ技となるため、大学病院などで行うことがほとんどです。

日本の政治家の中でも、麻生太郎氏の口元のゆがみが気になるという方は、多いのではないでしょうか。口元や顔立ちの非対称は、おもに骨や筋肉のバランスが悪いことで生じます。赤ちゃんの顔はほとんどが左右対称であるため、顔の非対称というのは、左側ばかりで噛んでいる、右側ばかりで頬づえをついているなど、後天的な影響が大きいと考えられます。

頬づえ、極端な横向き、睡眠時のうつ伏せの姿勢、幼少期から特定の楽器を扱っていた場合、特化した運動を行っていたなどが、左右非対称のアンバランスな見た目を形成する原因となります。そして、あごなどの骨の変形も招いてしまいます。

また、幼少期からの姿勢（特に食事中の姿勢）や発達発育に適した食事がきちんとなされず、舌や唇や頬の適度な運動もないために筋力が不足すると、首を支える筋肉や口唇、頬、舌というさまざまな筋力の低下を招きます。それと同時にこれを補おうとして、特定部位の筋肉が適度に緊張することになります。こうしたことによって、歯並びが乱れたり、あごの骨の成長が阻害されたり位置がずれたりすることも考えられます。

海外の政治家に比べると、「日本の政治家は歯並びが悪い」と言われることが、とても多いです。芸能人とまではいかないにせよ、政治家もやはり人に見られる仕事であると思います。政治家の場合はそれが信頼につながることも多々あり、口元に自信のない方はぜひ矯正を試していただきたいと思います。

歯並びの悪さは口臭の原因に

歯並びが美しくないと、ホワイトニングや口臭予防をしても、その効果を100%活かすことができません。ホワイトニングの場合、どうしても内側にずれている歯は、陰になって黒っぽく見えてしまいます。そのため、いくらホワイトニングをしても、真っ白いきれいな歯という状態にはなりません。ホワイトニングをして真っ白い歯を目指すのであれば、その前に矯正治療を施して、ガタガタの歯並びが滑らかになるよう、美しく整えていく必要があります。

また、歯並びが悪いといくら丁寧に磨いても、どうしても磨き残しが出てしまうものです。それらが口臭や歯周病の原因になってしまいます。矯正治療をする方の中には、下の前歯が前後に重なっていることもよくあります。下の前歯は同じ形の歯が4本ありますが、こうしたケースの多くはあごが小さいことが原因で、歯が2本ずつ前後に並んでしまっているのです。このような状態では噛み合わせも悪く、前歯でものを噛み切るのが難しい場合もあります。

八重歯と同様、歯と歯の間に入った汚れをきれいにすることは簡単ではありません。実際に30代の男性で、「下の前歯の並び方が気になるから矯正したい」という患者さんは、噛み合わせについて一切話すことがなかったので、気にしていなかったのでしょう。

column

矯正をきっかけに、健康と美をさらに追及!

無意識のうちに歯並びや口元がコンプレックスになっていて、「矯正をするまでは、自分がやってみたいと思うことになかなか挑戦できなかった」という患者さんは少なくありません。ところが矯正を始めて美しい歯並びになると自信がつくせいか、「今度新しくこういうことを始めました」など、定期健診の際にうれしそうに話してくれる患者さんが数多くいます。それまでやりたかったことにチャレンジし始め、表情がイキイキと輝くようになるのです。

これまでで一番印象的だったのは、歯並びを治したことをきっかけに、自分磨きのスイッチが全開になった30代の女性です。矯正期間は2年ほど。途中からめきめきと身体を鍛えて、最終的には「ベストボディ・ジャパン」コンテストに出場しました。

このコンテストは健康的なボディラインを競うもので、ボディビルのように身体を鍛えることもあったそうです。また、こうしたコンテストのステージで肉体美を披露するポーズを決める際は、とびきりの笑顔を見せますよね。歯並びがきれいに整ったことで、その笑顔にもご自身で自信を持てるようになったと言っていました。

もともとこの方は、出っ歯に悩んで来院されました。かなり大変な治療でしたがモチベーションが高く、2年ほどで順調に終了できました。その途中から自分磨きに目覚めていかれたのです。笑顔が増え、性格も明るくなっていき、人柄がどんどん変わっていきました。

毎月の診察で出っ歯が引っ込んでいくのを確認しては、とても喜ばれていて、ワイヤーが外れたときには、ひときわ感動されていました。通常、ワイヤーが外れると、リテーナーに移ります。リテーナーというのはマウスピースのようなもので、矯正した歯並びを維持するための装具です。これを使い始めてからの変わり方は、本当に目を見張るものがありました。

「コンプレックスだった出っ歯が治ったことで、健康や美しさをもっと追求したくなりました!」と話す患者さん。

このように、歯並びが美しくなったことで自信がつき、やってみたかったことに挑戦する姿勢は、人生の楽しみや喜びを自ら見いだしていくことにつながります。そして、一つ何かできるようになることでさらなる自信がつき、積極的に自分がやりたいことを見つけて、さまざまな体験を積み重ねていくのです。歯並びが整ったことをき

column

っかけに、その方の人生がよりいっそう豊かになっていくことは、矯正歯科医としても非常にうれしく思うことの一つです。

第2章

口元がきれいな人は人生で得をする

歯並びが悪いと食事中の魅力が半減

歯がガタガタに並んでいると、どうしても歯と歯の間に食べ物のかすが溜まりやすくなります。歯ブラシで丁寧にブラッシングしたとしても、なかなか細かい部分まで磨ききれず、食べかすによって虫歯になりやすいのです。

せっかくおいしい食事をよい雰囲気でできたとしても、何かの瞬間にニッコリ笑った際、歯並びの悪いところに食べ物のかすが挟まっていたら……。どんな美人や美男子も台無しだと思いませんか？　逆に、歯並びが整っているとすべての歯がきれいにそろって並ぶため、食べ物が歯の間に挟まってしまう確率が格段に下がります。食べかすが挟まることを心配しながら食べずにすみますし、自信を持って笑顔になれます。そうすると、さらに食事の時間を楽しめるようになるのではないでしょうか。

ほかにも、奥歯を噛んだ際、前歯の上下の間に隙間ができてしまう開咬《かいこう》だった場合、前歯でうまく食べ物を噛み切ることができません。そのため、スマートに食べられないケースもあるようです。出っ歯で口をうまく閉じられない方の場合は、食べている音が漏れてしまうこともあります。

このようなことから、食事に対するコンプレックスがあると、大勢の人たちと外食するのもためらいがちになってしまうでしょう。友人や恋人との食事の時間を心から楽しめないというのは、とても残念なことだと思います。

歯並びがよくなると顔のバランスがよくなる

美人や美男子のような顔になりたいと思ったとき、目の大きさや鼻の高さなどのパーツをどうにかしたら近づけるのではないかと思いがちですが、それだけではありません。美しい顔立ちというのは、顔のバランスでつくることができます。

まず美しい顔立ちの条件として大切なのは、口元の黄金比。下の2－1のような

2－1 口元の黄金比

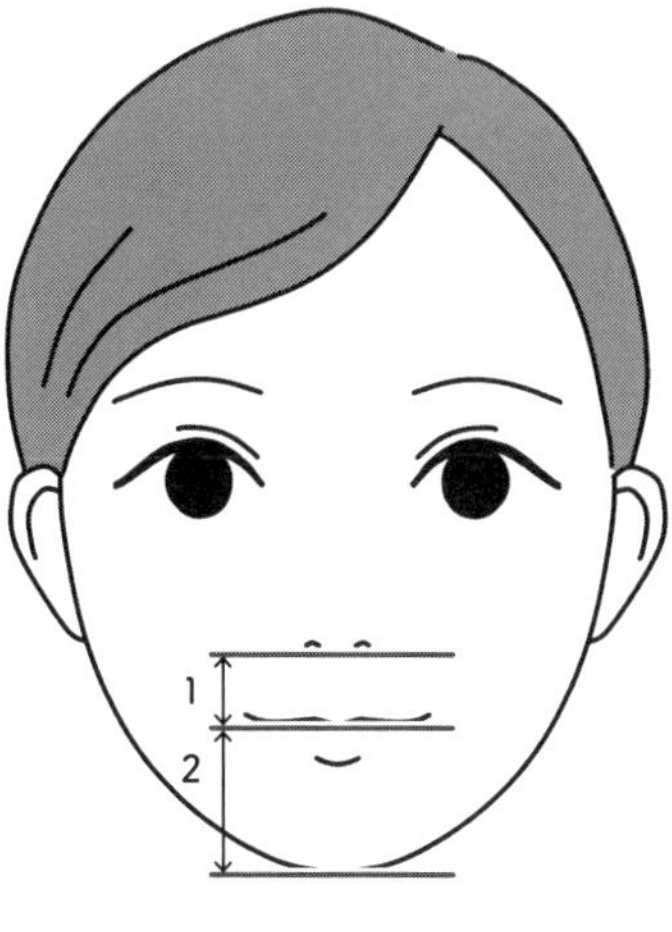

比率が最も美しいといわれています。

　また、横を向いたときの鼻先とあご先を結んだ線をEラインと呼び、その線より内側に上唇と下唇が収まっているのが美しいといわれています（2－2）。


　正面から見た顔の美しさの基準はいろいろありますが、笑ったときの歯の見え具合が大きく関係してきます。「スマイルライン」の美しさについては、上の歯の歯並びの先端が下唇にちょうど沿うようになると理想的だといわれています。

また、同じ種類の歯が左右対称に並んでいることも大切です。わかりやすいのが糸切り歯（犬歯）ですが、片方が八重歯になって上のほうにあり、反対側は普通

2－2 美人黄金Eライン

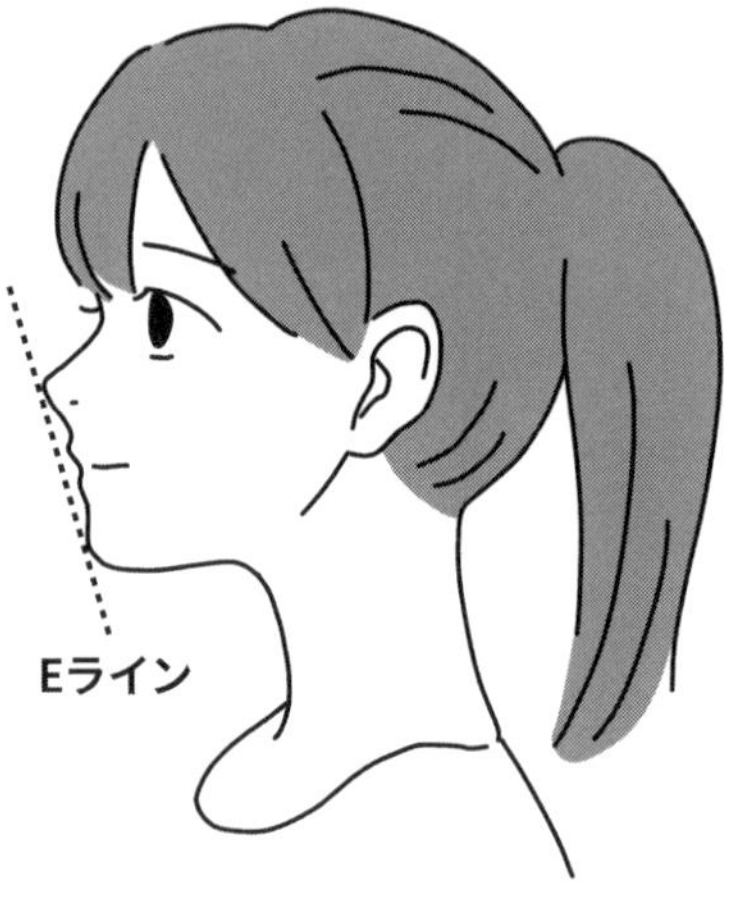

に並んでいるような非対称だと、非常にバランスが悪く見えてしまうのです。

これとは別に、歯を見せるようにしてニコッと笑顔をつくった際、歯茎まで見えてしまうことを「ガミースマイル」といいます。これは欧米などではＮＧとされ、理想的な笑顔ではありません。

骨格で見ると、あごのずれも見た目を左右します。あごが左右どちらかにずれているなど、噛み合わせが原因となることが多々あります。まっすぐ噛もうとしても、歯並びが悪いため無意識のうちにあごをずらして噛むようになり、その状態が続くことであごの状態にも支障を来してしまうのです。


美しい顔立ちのバランスは、正面から見て左右対称であるといわれます。このとき、唇の左右の口角の上がり具合も関係します。噛み合わせが悪く、右か左かに噛み癖があると、あごの位置は次第にずれてしまいます。ほかにも、寝るときに左右のどちらかを向いてうつ伏せで眠るなどの癖もかかわってきます。すると、左右の口角の上がり具合に差が生じるため、違和感のある見た目になってしまうのです。

口角の上がった口元は、信用できる顔の特徴の一つにあげられます。逆に口角が下がってへの字の口元になっている人は、信用できないイメージにつながってしまいます。

とはいえ、社会的な信用を得たいから、歯並びを治しに来たという患者さんは、まずいません。結果的にそこにつながっていることは確かなのですが、最初は皆さん「見た目が気になるので」「歯並びの悪さがコンプレックスなので」「健康のために」などと言って、いらっしゃいます。

そのため、治療してもご本人が「歯並びがよくなって信用度が上がった」などを実感しているかどうかはわかりませんが、その後の患者さんのお話の端々に、仕事で成果が出ているという内容が聞こえてくるので、結果的に信用度が上がるという現象はついてくるものなのではないかと思っています。

矯正治療が終わると、基本的に皆さん、本当によく笑うようになります。ほとんどの人が性格も明るくなり、コミュニケーションを取りやすい雰囲気に変わっていかれます。

なお、歯並びが整うと単に見た目が美しくなるだけでなく、健康面も改善します。あごがずれると身体の重心もずれ始め、背骨や骨盤などもゆがんでしまいます。それによって肩こりや腰痛などが引き起こされます。一方で、歯並びが整うと身体の重心も安定するので、身体全体もゆがみにくくなり、健康を維持しやすくなるというわけです。

身だしなみより歯並びを整えなさい

日本人は歯並びのことをあまり気にしていませんが、海外の先進国では歯並びは、非常に大切な身だしなみとされています。全体的な印象を決めるくらいの重要ポイントとなっているのです。そのため、歯並びが悪いだけで「身だしなみが悪い人」「フォーマルではない人」という印象になってしまいます。

たとえば日本人の場合、ものすごく太っている人を見たら、どう思うでしょうか。「だらしがなさそう」「意志が弱いのでは……？」「この人に仕事を任せて大丈夫かしら……」「依頼したとおりにやってくれるのだろうか……」などといったイメージを持つ方も、中にはいるかもしれません。欧米諸国では、歯並びの悪さがこうしたイメージに直結することもあるのです。

歯並びについて、実は日本と欧米で考え方が異なるトピックがあります。それは「すきっ歯」。歯と歯の間に隙間ができてしまっている歯並びをこう呼びます。専門的には空隙歯《くうげきし》列《れつ》といい、見た目の問題のほか、歯の間に食べ物が詰まりやすく、虫歯や歯周病のリスクが高いこと、また、空気が漏れて発音が不明瞭になるなどのデメリットがあげられます。

欧米に比べ歯並びに関しては寛容な日本ですが、その日本においてすきっ歯というのは、どちらかというと悪い印象につながるようです。ところがアメリカの場合は逆で、歯並びは非常に気にするけれど、すきっ歯はあまり気にならないようなのです。

海外の人たちの場合、上の真ん中の前歯の隙間が空いている人がわりと多いのです。前歯2本の間に隙間が空いてしまうことを、日本では正中離開《せいちゅうりかい》といいます。

ハリウッドでは、歌手のマドンナのすきっ歯が有名です。ほかにもスーパーモデルや女優さんの中にもすきっ歯の人がいます。海外ではすきっ歯がチャームポイントとして受け入れられているのだそうです。フランスでは「幸運の歯」、オーストラリアでは「富の表れ」、アメリカでは「セクシー」と捉えられているのだとか。これは日本とは少し異なる感覚ですね。


もちろん、矯正治療をすれば、すきっ歯も治ります。ただ、海外ではあえてすきっ歯を治そうという人は少ない印象です。私の英会話の先生もすきっ歯でしたが、あまりご自分の歯について気にしていない印象を受けました。

すきっ歯ではなく、歯並びが悪かったらきっと「それは治したほうがいい」といろいろ言われて大変だと思うのですが、すきっ歯だけだと何も言われないというのは、逆に面白いなと感じました。

ただ、すきっ歯はすきっ歯で、矯正歯科医の観点から見れば問題があります。歯が離れていると、互いに支え合うことができません。たとえば、自転車で転んで口元のあたりを打ったり、スポーツをしていてボールが口元に当たったりしたときに、歯並びがよくて隣の歯と支え合っていれば、衝撃に持ちこたえることができます。けれども、独立して1本だけ歯がある状態だと、ぶつかった箇所の1本だけが衝撃を受けるので、歯が折れやすいというデメリットがあります。

なお、すきっ歯も、個人的には程度があると思います。チャームポイントとして取り入れている海外の方々は、皆さん平行に前歯が萌《は》えています。そのうえで隙間があるなら自然な感じなのでしょうが、ハの字になるくらいに開いていたら、やはりこれは歯並びの問題だと認識されてしまうと思うのです。

国内外を問わず、第一印象をよくして自分自身の価値を高めるためにも、ぜひ多くの方に矯正治療を取り入れてもらいたいと思っています。

なぜ歯並びがいいと知的に見えるのか

歯並びが悪いと、だらしない、不潔、仕事ができなさそう、などといったマイナスのイメージを相手に与えがちです。その逆に、歯並びがよいと、育ちがよさそう、さわやか、清潔、仕事ができそうなどといった印象を与えます。

実際に、欧米はもちろん、日本においてもある程度の収入のある家庭では、子どもの歯並びが悪いと矯正させることがほとんどです。こうした傾向が少なからず世の中に浸透しているせいか、矯正している人を見ると、〝矯正をできるだけの収入がある家→見た目や健康に対する意識が高い環境で育っている→育ちがいい〟という印象を与えるのではないかと思われます。

こうしたイメージは外国の方のほうが顕著です。矯正には、歯にワイヤーをつけて行う方法と、透明なマウスピースをはめる方法とありますが、外国では前者を選ぶ方が多いようです。つまり、「自分は矯正をしている」「私は育ちがいい」ということをアピールするような形をあえて選ぶのです。矯正のワイヤーをつけていることが、一つのステータスのような感じです。これは日本にはない感覚なのではないかと思います。

欧米では、生活水準が高い人はもちろん、中流の方々も矯正を積極的に行っています。アメリカ人の場合、8割ぐらいになるのですが、裏を返せば、歯並びが悪いままの人、つまり矯正できない人というのは、かなり生活水準が低い人として見られてしまうわけです。

矯正にかかる費用は、先進国であればそれほど変わりません。日本と海外で大きく違うということはないのです。それなのに、矯正する人が欧米のほうが多いということは、やはり優先順位が高いといえるでしょう。残念ながら、日本ではまだまだ矯正に対する優先順位が低いと言わざるを得ません。

整った歯並びは健康に見える

歯並びが整っていると見た目の印象をよくするだけでなく、健康や信用度にもかかわってきます。

健康面においては、食べ物をきちんと噛めるわけですから、胃腸への負担が少なくなります。また、歯並びが整うと噛み合わせも正常になることから、あごのゆがみなども生じなくなり、そこから派生する全身の骨格のゆがみを引き起こすこともありません。

歯並びがよいと、きちんと口を閉じて鼻呼吸ができるのも大きなメリットです。歯並びが整っていると、力を入れなくても口を閉じていられます。口を閉じていられるということは、鼻で呼吸できているということ。口呼吸ではなく鼻呼吸をすることで、脳をはじめとする身体のパフォーマンスは格段に上がります。


歯並びが悪くて鼻呼吸ができないのは、出っ歯で口を閉じられないケースに多く見られます。もしくは八重歯の場合です。口を閉じようとしても、上下の唇の間に八重歯が挟まってしまい、うまく口を閉じられない人もいます。

矯正治療をして歯並びのコンプレックスがなくなると笑顔にも自信がつくので、自然と笑顔でいる時間が長くなるようです。その結果、性格が明るくなり、コミュニケーション能力も高まって第一印象がよくなることで、仕事がうまくいくようになった、信頼される度合いが増えたという方は多いです。

歯並びが整うと肌の調子もよくなる

直接、歯と肌がつながっているわけではないのですが、歯並びが整うことで腸内の状態がよくなり、肌の調子もよくなることがあります。なぜ、そのようなことが起こるのでしょうか。

通常、食べたものは胃から十二指腸、小腸で消化され、必要な栄養分を身体に吸収し、大腸へと送られます。大腸ではビタミンの一部と水が吸収され、残りは腸内細菌の働きで身体にとって無害なものになる「発酵」が進み、最後は便として排泄されます。

この腸内細菌は、乳酸菌やビフィズス菌などの「善玉菌」、大腸菌やウェルシュ菌などの「悪玉菌」、善玉菌と悪玉菌のどちらにも属さずどちらか優勢なほうの働きをする「日和見菌」の3種類があり、善玉菌2：悪玉菌1：日和見菌7というバランスがベストな「腸内フローラ」をつくり出しています。

ところが腸内環境が悪化し、腸内細菌のバランスが崩れて悪玉菌が優勢になってしまうと、食事で摂った栄養が十分に吸収されず、体内における栄養不足の影響から乾燥などの肌トラブルを引き起こしてしまいます。

また、腸内細菌のバランスが崩れて悪玉菌が優勢になると、消化された食べ物の残りは身体にとって有害なものになる「腐敗」が進み、さらに有害物質をつくり出してしまいます。それにより腐敗臭のあるガスが腸に溜まったり、お通じが悪くなったりすることで、ニキビや吹き出物などの肌トラブルが発生してしまうのです。


いずれの場合も、悪玉菌が腸内環境に悪影響を与えています。ふだんから私たちの口の中にはさまざまな細菌が存在し、食べ物や唾液とともに腸内に入り込みます。虫歯菌や歯周病菌などもその中に含まれ、それらは腸内で悪玉菌となり、腸内環境を荒らすのです。

けれども、矯正治療をして虫歯や歯周病予防ができるようになると、口の中の虫歯菌や歯周病菌が少なくなり、歯周病菌が腸に流れ込むことが減ります。その結果、腸内の悪玉菌も減り、腸内フローラのバランスが保たれ、腸の消化や排泄機能も健やかな状態になるというわけです。

歯周病菌はもはや歯の健康だけでなく、全身の健康に関与する可能性が高いとして、最近ではますます口腔環境に注目が集まっています。つまり、常に歯を清潔に保ち、口の中に潜む歯周病菌を減らすことが、腸内フローラのよいバランスを保ち、美肌になるために必要な条件の一つといえます。

自信のある笑顔は脳を活性化する

矯正治療が終盤に近づくと、多くの患者さんが当初に比べて、とてもよく笑顔を見せてくれるようになります。日本には「笑う門には福来る」という格言がありますが、まさに笑うことで私たちは脳を活性化させ、健康や精神面への恩恵を受け取っているといえるでしょう。

その一つが、NK細胞の活性化による免疫力の向上です。私たちが笑うと、免疫のコントロール機能をつかさどっている間脳に情報が伝わり、情報伝達物質の神経ペプチドの産生が活発化します。また、笑うことがきっかけでつくられた神経ペプチドは、血液やリンパ液を通じて体中に流れ出し、NK細胞の表面に付着し、NK細胞を活性化します。その結果、がん細胞やウイルスなどの病気のもとを次々と攻撃するので、免疫力が高まるのです。

このほか、笑うことで脳の海馬（新しいことを学習するときに働く器官）が活性化されます。記憶力がアップし、脳波の中でもアルファ波が増えて脳がリラックスしたり、意志や理性をつかさどる大脳新皮質に流れる血液量が増加したりするため、脳の働きが活発になります。

２００８年に滋賀県立大学で行われた研究によると、笑うことで脳の前頭前野が活性化され、集中力や注意分配能力、言葉を想起する力などが高まることも報告されています。また、笑うことで頬の表情筋が頻繁に動き、その奥にある顔面動脈が収縮し、脳から心臓へ戻る血流が増加します。これによって新鮮な血液がどんどん脳に送られることになり、脳細胞への栄養供給が増えて活性化するといわれています。

矯正治療は見た目の美しさを生み出すのと同時に脳を活性化し、その方のＱＯＬ（クオリティ・オブ・ライフ／人生や生活の質）の底上げにもひと役買っているのです。

健康長寿で１００歳まで生きられる

健康長寿と歯並びのよさは、密接に関係しています。厚生労働省と日本歯科医師会が推進している８０２０運動。これは「80歳になっても20本以上自分の歯を保とう」という運動です。高齢になったときに、自分の歯がたくさん残っている人ほど介護状態になりにくく、寿命も延びます。また、歯が残っている本数と、どれだけ医療費がかかっているかの平均を示した表（**2－3、2－4**）を見ると、自分の歯がたくさん残っている人ほど医療費が少ないことがわかります。

まだまだ知られていませんが、実は矯正治療は、予防医療の最も上流にあるやり方なのです。矯正治療によって虫歯や歯周病の予防ができ、歯の寿命を長くすることができます。歯周病が予防されることで、糖尿病をはじめとする生活習慣病など、明らかに身体全体の健康を損なうような病気のリスクも下げることが可能になります。

特に糖尿病を予防するには歯周病予防が大切で、歯周病を予防するには糖尿病予防が大事になります。そしてどちらにおいても、矯正治療が最も効果的といえるのです。１００歳まで介護や医療の世話にならず、健康で長生きするためにも、歯並びの状態を整えて、できるだけ多くの歯を残すことが必要になります。

2－3 年齢階級別・歯数別の医科点数の平均値（男性）

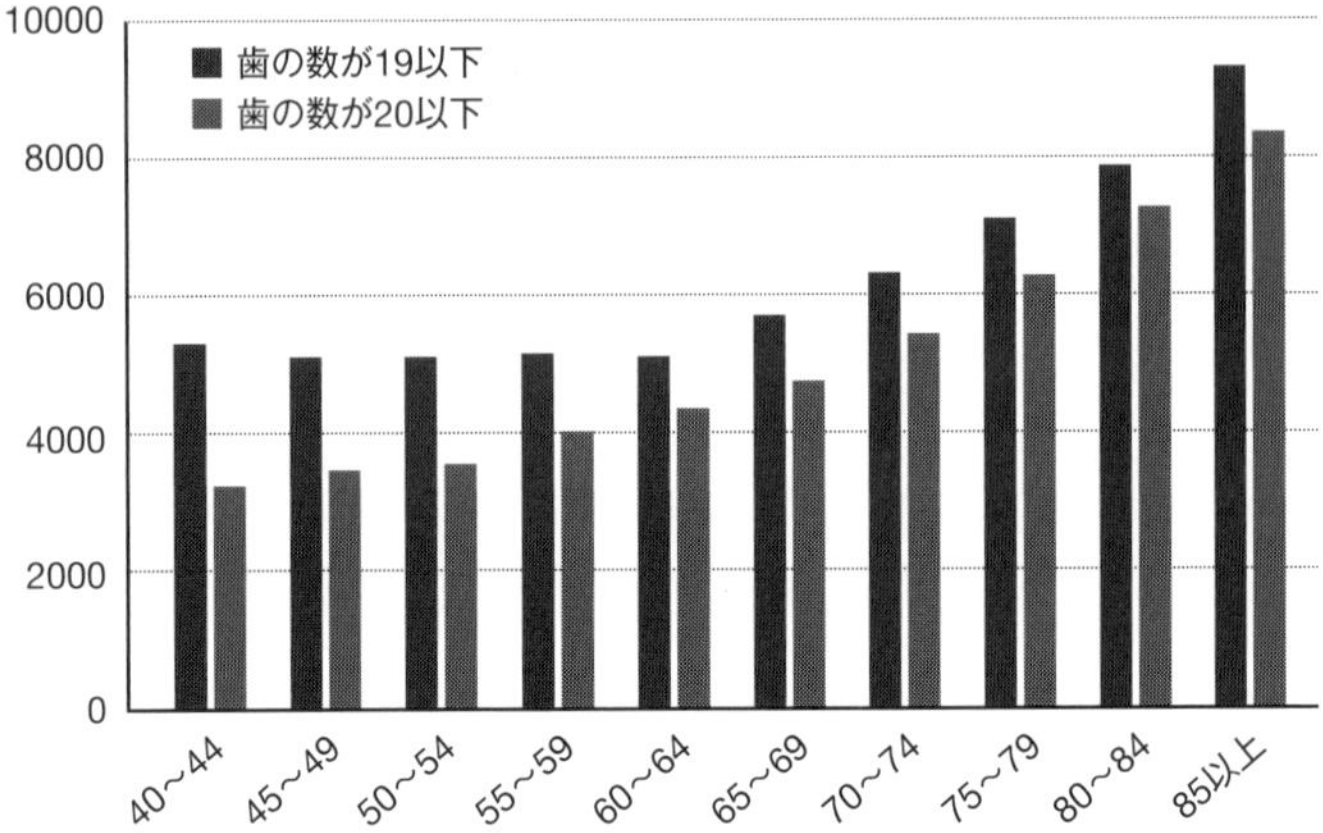

2－4 年齢階級別・歯数別の医科点数の平均値（女性）

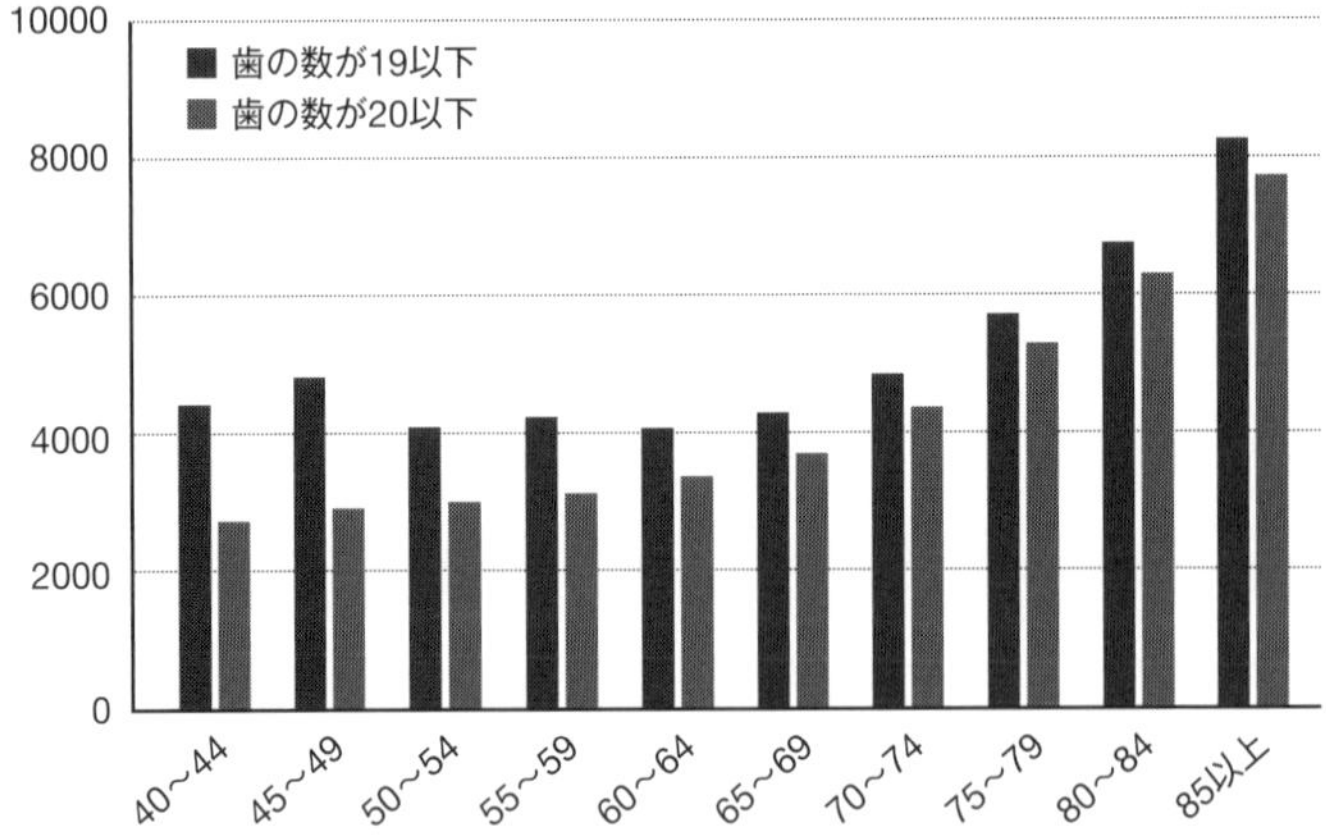

（2－3、2－4ともに日本歯科医療管理学会雑誌を参照に作成）

column

70代からでも矯正で健康長寿は間に合う！

現在、日本人の健康寿命は男性72・14歳、女性74・79歳。平均寿命は男性81・41歳、女性87・45歳。両者を比べると、その差は男性が9・27年、女性は12・66年です（2019年厚生労働省の発表による）。高齢になったときの健康状態が悪ければ、男性は9年間、女性は12年間、介護や医療が必要になる可能性があります。そうならないために、なるべく長く自分の歯でおいしく食事をできるようにケアしていくことも、今後の超高齢社会では必要になってくるでしょう。

「できるだけ自分の歯を長持ちさせたい。しっかりものを噛んで食べられる状態を維持したい」と、70代の女性が矯正治療を始めました。この方は出っ歯と歯並びのガタガタと噛み合わせの悪さがあり、最初は一般歯科で「高い詰め物をするなら、詰め物も歯も長持ちさせるために矯正を考えては」とすすめられて、矯正することを決心したそうです。

すでに4本の歯を失っていて、インプラントを入れるべき状態でしたが、歯科のスペシャリストがチーム医療としてかかわったことにより、80歳で20本は自分の歯を保

column

つという「８０２０運動」の目標を達成できるようになりました。

矯正治療は何歳でも始められるので、高齢の方にもこの効果を知ってもらいたいと思っています。

第3章

こんなにある
噛み合わせのメリット

噛み合わせのよい子どもは頭の回転が速い

きちんとものを噛めるよい噛み合わせの場合、咀嚼《そしゃく》するごとに脳に刺激が届いて血流が活性化されるため、脳のパフォーマンスが高くなることが確認されています。また、噛み合わせがよいということは、あごの重心のバランスもいいということ。脳はあごの傾きで身体の重心のバランスをとろうとするため、あごにゆがみがなければ身体に負担がかからず、自然に背骨をまっすぐにした状態でいられます。そのため、集中力を長く保つことができるのです。

逆に、あごの位置がずれていると、身体全体でそのゆがみを補おうとして、背骨や骨盤などにもゆがみが生じ、身体の重心が不安定なってしまいます。すると、注意力散漫になり、物事に集中しづらくなってしまいます。こうしたことから、噛み合わせのよい子どもは集中力が高く、頭の回転も速いといわれています。

ちゃんと噛めるということは、脳の血流をよくするということ。歯は歯根膜《しこんまく》というクッションのような器官にめり込むように存在し、ものを噛むと歯根膜が30ミクロン（1ミクロン＝1／1000㎜）ほど沈み込みます。その圧力によって歯根膜にある血管が圧縮され、ポンプのように血液を脳に送り込むのです。それと同時に神経にも刺激が伝わり、そこから脳に伝達されます。なお、日本顎咬合学会によると、1回噛むごとに3・5㎖の血液が脳に送り込まれるのだそうです。

つまり、噛むたびにポンプ効果と脳への神経伝達によって脳の血流が活性化され、その結果、反射神経や記憶力、判断力、集中力が高まることがわかっています。

現在の日本人の平均咀嚼回数は、1食あたり約600回。けれども時代をさかのぼると、江戸時代は1食あたり約1000回、鎌倉時代は約3000回、弥生時代にいたっては約4000回も咀嚼していたのだとか。これまでの歴史の中でも、現代を生きる私たちの咀嚼回数は、格段に下がっていることがわかります。その大きな理由は、食べ物がとても軟らかくなったこと。あまり噛まなくても飲み込めるものが多いのです。

近年、厚生労働省ではひと口30回以上噛むことを目標とした「噛ミング30《カミングサンマル》」運動を提唱しています。30回という回数は、窒息防止や五感での味わいを考慮したうえでの目安とされています。

ひと口の量を少なくし、味わいながら30回以上噛む――子どものときにこうした正しい食べ方の習慣を身につけておけば脳が活性し、大人になっても生活習慣病などを予防して健康を維持することができます。

噛み合わせのよい高齢者はボケない

よく噛むことで大脳の神経が活性化され、大脳皮質の血流量が大きく増えるメカニズムが解明されています。そして、よく噛むことが高齢者の脳機能維持のために重要であることが、東京都健康長寿医療センター研究所の研究グループによって明らかにされました。

よい噛み合わせを維持して、バランスよくものを噛むことができれば、高齢者の認知症予防にも効果が期待できます。もともと、ウォーキングには大脳の神経を活性させて、脳への血流を増やす働きがあることが認められていましたが、それと同等の働きが咀嚼にもあることがわかったのです。

咀嚼には、消化吸収を助けるだけでなく、脳の覚醒作用や認知機能の向上など、脳にとって有益な作用があります。また、大脳皮質の「マイネルト神経細胞」は脳の血流量調節において重要な働きをしています。この神経細胞は前脳基底部にあり、記憶の減衰や認知機能などに関わっています。ところが、アルツハイマー型認知症ではこの神経細胞が変性・脱落してしまうのです。

研究グループはこれまで、ウォーキングによってこの神経細胞が活性化され、脳の血流が増えることを確認してきました。さらに、咀嚼もウォーキングと同様にリズム運動であることから、この神経細胞を活性化して脳の血流量を増やせるのではないかと考え、脳の血流量とマイネルト神経細胞の活動との関係を調べたのです。

その結果、大脳皮質咀嚼野が働くだけで、認知機能で重要な働きをするマイネルト神経細胞が活性化し、大脳皮質の広範な領域で血流量が増加することが明らかになりました。つまり、自分の意志で咀嚼しようとするだけで、脳の血流が増大することがわかったのです。

さらにこの反応には、咀嚼筋がどのように動くかは関係していないことも判明したそうです。咀嚼をイメージするだけで、実際に咀嚼するのと同じように、脳が活性化されるというのは、非常に興味深い結果なのではないかと思います。

高齢になっても歯を健康に保ち、よい噛み合わせを維持できれば、脳の血流が常に活性化されるため、ボケ予防としても有効です。また、介護や医療などのお世話になる機会をなるべく減らせるよう、自分で自分の身体を守るためにも、歯の健康を維持することは大変重要です。実は高齢になるほど、歯の矯正が健康維持に大きな役割を果たすことを、ぜひ皆さんに知っていただきたいと思っています。

集中力アップで仕事も勉強もはかどる

矯正治療をすると、見た目が整うだけでなく、集中力が高まることもメリットの一つにあげられます。

そもそも集中力は、姿勢と関係があります。正しい噛み合わせを維持していれば、背筋を伸ばして左右対称の状態でいられる正しい姿勢を継続でき、勉強や仕事の集中力を保てます。ところが噛み合わせが悪くてあごがずれていると、全体の骨格があごのゆがみを補おうとして少しずつゆがむため、正しい姿勢を保ちにくくなってしまいます。

矯正治療をする際には、必ず鼻呼吸をしてもらうように指導しています。口呼吸を続けていると、舌が正しい位置に置かれず、せっかく歯並びを治しても、それをもとに戻す力が加わってしまうことがあるからです。また、鼻呼吸を続けていると、口呼吸に比べて脳への酸素が大量にいき渡るので、ここでも集中力アップが期待できるというわけです。
仕事も勉強もはかどるようにするために、ぜひよい噛み合わせを手に入れてください。

鼻呼吸で得られる一酸化窒素（NO）のメリット

鼻呼吸をすると、鼻毛や粘膜などの作用からフィルター機能が働き、きれいな空気が加湿・加温されて肺に届けられるため、口呼吸で直接的に空気を吸い込むよりも、身体によいということは多くの方が感覚的に知っていることだと思います。

鼻呼吸の場合、副鼻腔から放出される一酸化窒素（NO）によって、空気が殺菌されます。フィルター機能よりも、実はこちらのほうが効果的に働いて、風邪をひきにくくなるのかもしれません。

さらに、NOには血管を若返らせ、しなやかにするという働きも確認されています。鼻で呼吸すると、吸い込んだ空気とNOが混ざり合って肺に届きます。すると、血管内のプラーク（コレステロールや脂肪などの老廃物）を除去し、血管をしなやかに若返らせるため、血流が改善されて血圧が下がります（3－1）。その結果、脳血栓や心筋梗塞の予防、

3-1 NOが血管を若返らせる

L-アルギニンとNOの作用

加齢とともにNOの生成力が
縮まるのでサプリで補う必要がある

L-アルギニン
L-シトルリン

食べ物

アルギニンが
多く含まれる食べ物

鶏肉・豚肉・大豆・
納豆・高野豆腐・
蕎麦・ゴマ・ナッツ類

L-アルギニン

NO（一酸化窒素）

血管

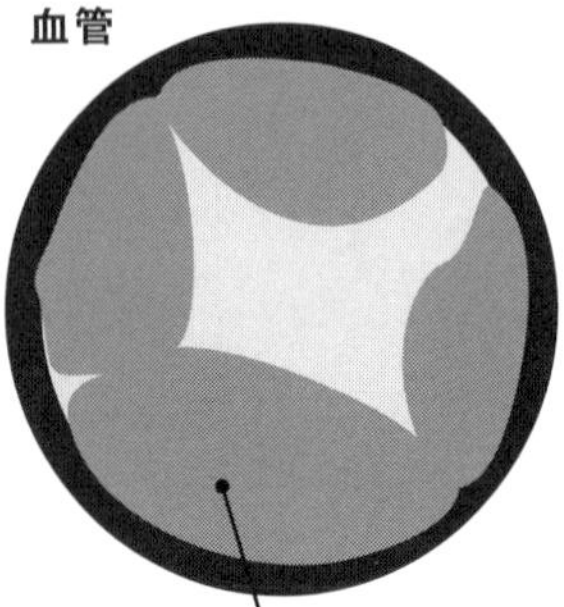

プラーク除去

血流改善
血圧が下がる

脳血栓・心筋梗塞の予防
疲れにくくなる
免疫力の向上
美肌・アンチエイジング
冷え性・リウマチの改善
筋力強化・ダイエット
デトックス（解毒）効果
抗酸化作用・ED改善
血管組織の若返り

プラーク

コレステロールや脂肪などの
粥状の老廃物。
高血圧・脳血栓の原因となる

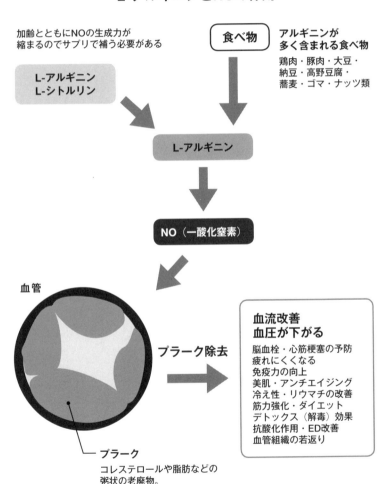

疲労回復力・免疫力の向上、美肌・アンチエイジング、冷え性の改善やダイエット、デトックス（解毒）効果、抗酸化作用、ＥＤ改善などの効果も得ることができるのです。

口呼吸よりも鼻呼吸のほうが、はるかに私たちの身体にはメリットがあることがおわかりいただけたのではないでしょうか。

なぜ歯並びをよくすると風邪をひかなくなるのか

鼻呼吸をすると風邪をひかなくなるということについて、もう少し詳しくご紹介します。

実は鼻呼吸は、菌やウイルスやほこりを取り除くフィルター機能や、外から入ってきた空気を加湿・加温する機能のほかにも、大変優れた機能を持っています。それが、前述した一酸化窒素（ＮＯ）による殺菌効果です。

１９９８年のノーベル医学・生理学賞は、ロバート・ファーチゴット氏（米ニューヨーク州立大学名誉教授）、ルイス・イグナロ氏（米カリフォルニア大学ロサンゼルス校教授）、フェリド・ムラド氏（米スタンフォード大学教授）に授与されました。受賞理由は「循環器系における信号伝達分子としての一酸化窒素（NO）の発見」でした。

もともと人間の頭がい骨には、副鼻腔という複数の穴が開いていました。なぜ、そんな穴があるのか解明されていなかったのですが、この3名の薬理学者によって、副鼻腔の穴の部分ではNOがつくられていることがわかったのです（3－2）。

NOには、菌を殺す役割があります。鼻呼吸で空気を吸い込むと、鼻の周囲にある副鼻腔でつくられたNOと、吸い込んだ空気が混ざり合い、身体の中に取り込まれていきます。もともと、鼻には鼻毛や粘膜があることから、菌やウイルスやほこりなどを除去して空気を取り込む機能がありました。さらにNOによる殺

3－2 副鼻腔は常時、NOを産生

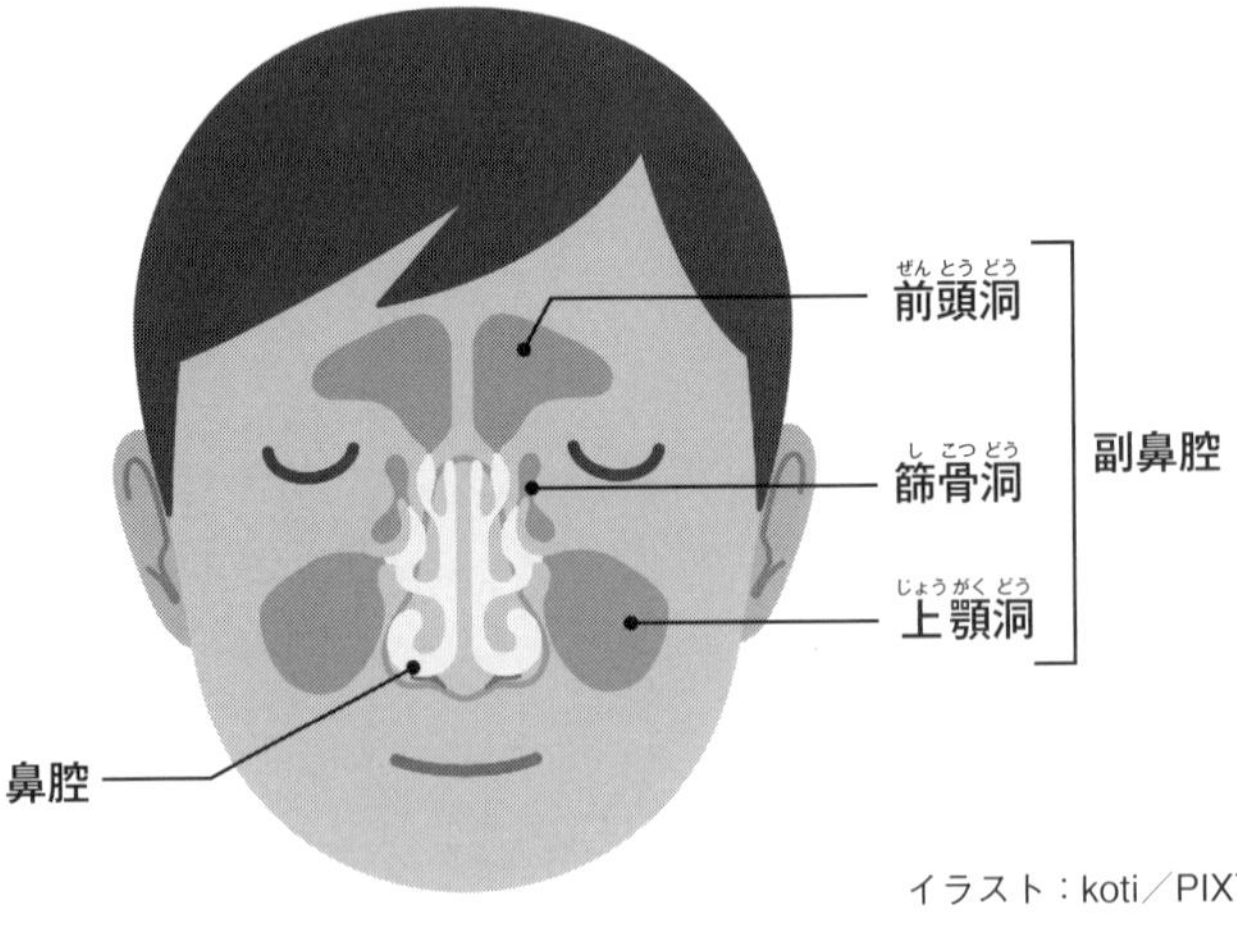

イラスト：koti／PIXTA

菌効果もあることがわかり、よりきれいで安全な空気を取り込めることが解明されたのです。

一方、口呼吸の場合は、副鼻腔の周辺にあるＮＯを取り込むことができず、ダイレクトに外の空気が肺へと入ってしまうため、ＮＯによる殺菌効果が得られません。昔から口呼吸より鼻呼吸のほうが加湿・加温効果や空気清浄効果があるといわれていましたが、それよりも大事なのは、ＮＯを吸った空気と混ぜ合わせて体内に取り込むということだったのです。

歯並びをよくすると自然と鼻呼吸ができるようになるため、こうした空気の殺菌効果を最大限得ることができる結果、風邪をひきにくくなるというわけです。鼻呼吸によって、こうしたＮＯの効果を得られることも、多くの方に知ってもらいたいです。

スポーツのパフォーマンスが上がる

鼻呼吸をするとＮＯの効果で血中の酸素濃度が高まります。すると、集中力が増すなど脳のパフォーマンスが上がるのと同時に、身体のパフォーマンスも上がります。

特にアスリートたちは、意識的に鼻呼吸をしています。鼻呼吸の機能を高めていかないと、ある程度まで息が上がってくると口呼吸に変えなければいけなくなり、パフォーマンスが落ちてしまいます。そうならないためにも、アスリートは意識的に口を閉じて鼻呼吸をするように鍛えています。

こうしたトレーニングを特に行っていない私たち一般人は、運動量が上がってくると、どうしても口呼吸に変わってきて、結果的には鼻呼吸プラス口呼吸になりゼーゼーハーハーと息切れしてしまいます。一方でアスリートの中には、ずっと鼻呼吸で大丈夫な人もいます。たとえば、スイス・バーゼル出身の男子プロテニス選手、ロジャー・フェデラーは、激しい運動量の中にあってもずっと口を閉じているので、見ているこちらのほうが驚いてしまいます。

身体というのは成長期にたくさん使うと、その部分が発達します。そのため、成長期の間ずっと何らかの理由で鼻が詰まっていて鼻呼吸ができないと、鼻の機能が発達しないまま大人になってしまいます。

こうしたことがないように意識して鼻で呼吸するようにしておけば、鼻から吸い込んだ酸素とともにＮＯを同時に取り込むことができ、そのまま効率よく身体の中に運べるようになります。そういう人のほうが、身体的なパフォーマンスはしっかり出せているということです。

近年、子どもたちの運動能力の低下が目立ってきていますが、鼻呼吸を習慣づけるだけでも、違いは出てくるのではないかと思っています。

噛み合わせがよくなると頭痛が解消される

歯の1本1本には脳からの神経がつながっており、上下の歯がしっかりと噛み合うことで、バランスよく脳に刺激が伝わるようになっています。ところがその刺激がアンバランスな状態で脳に伝達されると、頭痛という症状として現れることがあります。

ほかにも、噛み合わせのバランスが悪いと左右どちらかだけ使うことになり、口周りの筋肉が引っ張られてゆがみが生じ、あごがずれていろいろな不調を来す中で頭痛を感じる場合もあります。噛み合わせのゆがみから生じる不調には、さまざまなパターンがあるので、必ず頭痛が起きるというわけではないのですが、何かしら不具合が出る中の一つに頭痛があげられます。

もし、噛み合わせが原因で頭痛が生じているのだとしたら、矯正治療をして歯並びがよくなり、噛み合わせがよくなると、自然と頭痛も治まります。実際に、名古屋で矯正治療に当たった患者さんの中に、「矯正治療を行ったら頭痛がなくなった」という方がいました。

歯並びが気になっていて、なおかつ頭痛にも悩まされているという方は、治療法の一つとして矯正も視野に入れていただけたらと思います。

視力も回復する

視力も、脳の神経とのつながりにかかわってきます。脳から直接出ている末梢神経の総称を脳神経といい、代表的な神経は左右12対あります（3－3）。

脳神経12対のうちの第2番目が、目の働きをつかさどる視神経。第9番目は舌や口の中の働きに関連する舌咽神経です。こうした12対になっている神経はすべて脳の中心に集まってきてつながっています。そのため、噛み合わせがよくなったことで第9番目の舌咽神経に刺激が正しく伝わるようになると、第2番目にある視神経にも好影響が出ることが考えられます。

また、口を閉じる力である口唇閉鎖力が高ければ、視力もよいという研究報告もあります（3－4）。小学校5、6年生における口唇閉鎖力と視力との関係について調べてみると、口唇閉鎖力の強い3分の1の児童の平均視力は1・27だったのに対し、口唇閉鎖力の弱い3分の1では視力は0・94と、その差は0・3もありました。

口唇閉鎖力は、眼輪筋の強さにも関連しています。眼輪筋は、口の周りにある口輪筋とつながっている、顔面表情筋の一つです。そのため、噛む力が弱い人は口を閉じる力も眼輪筋も弱く、連動して視力も低くなっていることが多いのです。

3−3 脳神経12対

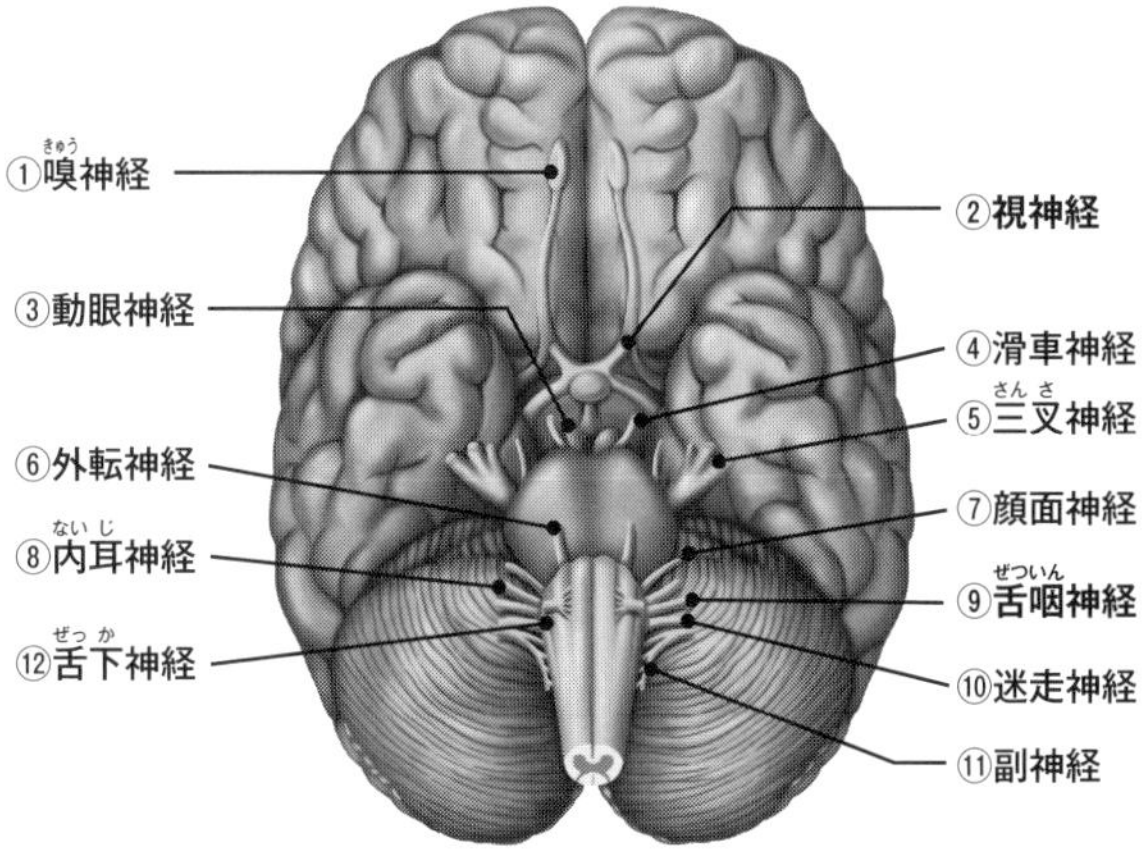

イラスト：calliillust／PIXTA

咀嚼力と視力について研究した島田彰夫氏（宮崎大学教育学部）によると、食物の軟化による咀嚼の必要性の低下が顔面の筋力の衰えを招くと、目のレンズである水晶体が調節機能不全を起こし、視力の低下につながると報告しています。

3-4 口唇閉鎖力と視力の関係

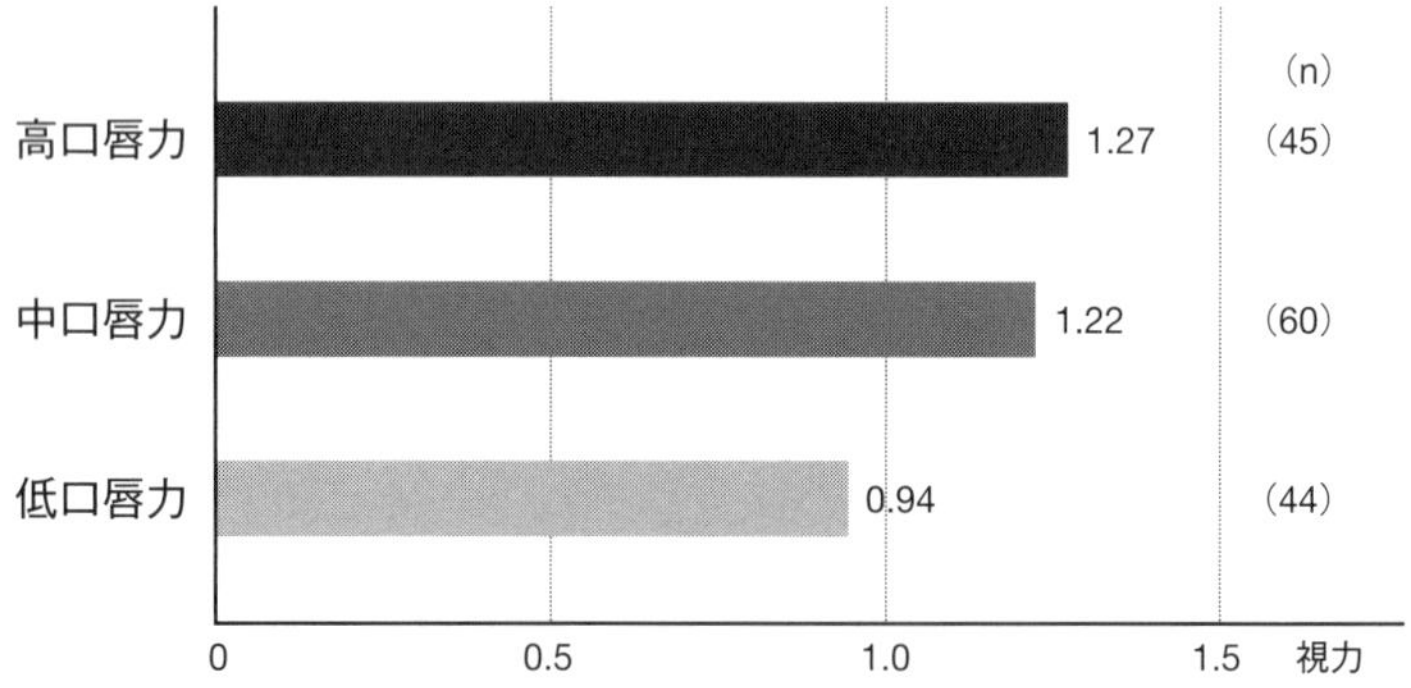

眼鏡使用者を除く

出典／DENTAL PLAZAメールマガジン「スマイル+（Plus）」
岡崎好秀先生 2007年10月15日

唾液が出ることでがんを予防

噛み合わせを整える際、患者さんには意識的に鼻呼吸をすることをお伝えしています。口呼吸をしていると、せっかく整った歯並びや噛み合わせがまた崩れてきてしまうからです。

鼻呼吸には噛み合わせや歯並びの美しさを維持するだけでなく、虫歯や歯周病、口臭を予防してくれるというメリットもあります。口の中では常に唾液が出ているのが正常な状態であり、健康な成人で1日1～1・5リットル分泌されるといわれています。唾液には口の中の細菌を退治したり、汚れを洗い流したりするなど、さまざまな働きがあります。

口を閉じて鼻呼吸ができていれば、こうした唾液の働きが正常に保たれるのですが、口呼吸をすると口内が乾燥することで唾液がうまくまわらず、虫歯や歯周病の原因菌が繁殖しやすくなってしまいます。また、歯に汚れがつきやすくなり、歯の黄ばみの原因にもなります。歯のホワイトニング後に色戻りがしやすい場合、口の中の乾燥が原因の一つかもしれません。

さらに、唾液には発がん性物質を解毒する作用があることが認められています。同志社大学の名誉教授であり、医学博士であった故・西岡一氏の研究にこんな報告があります。

唾液には食べ物の消化を助けたり、デンプンを分解したりするさまざまな消化酵素が含まれていて、中でも「ペルオキシダーゼ」という酵素は活性酸素を消去する機能があり、がん予防にひと役買っているのだそうです。

食べ物の中に含まれる発がん性物質は、まず口から入ります。そして食べ物に含まれるさまざまな成分は、口の中で唾液と混ざります。このときに唾液が多く出ているほど、発がん性物質の解毒に役立つということになります。こうしたことから、噛み合わせをよくして唾液の分泌量を高めることは、がん予防にもつながるといえるのです。

このほかにも、噛み合わせがよくなり鼻呼吸ができるようになると、次のようなメリットがあります。

1つ目が、歯並びがよくなること。歯の並びは「内側からの舌による圧力」と「外側からの唇や頬の筋肉からの圧力」の均衡がとれる位置に並ぶようになっています。鼻呼吸ができていれば、自然と歯がよい状態に並ぶ環境をつくれます。

2つ目は、風邪やアレルギー性疾患にかかりにくいこと。鼻呼吸の場合、外気を取り込む際に一緒に入ってきた細菌やウイルスなどを排除するフィルターのような機能が鼻に備わっているため、風邪をひきにくかったり、ウイルスに感染しにくかったりします。また、冷たく乾いた空気を吸い込んでも、副鼻腔の働きによって加温・加湿された状態で気道に空気を届けられます。

一方、口には鼻のような外気に対する機能が備わっていないため、細菌やウイルス、ちりなどを直接取り込んでしまいます。そのため、鼻呼吸に比べて口呼吸をしている人のほうが、風邪やアレルギー性疾患になりやすいというわけです。

最後の3つ目はアンチエイジング効果です。口呼吸をしていると、口周りの筋肉（口輪筋）がゆるみ、それによって周囲の表情筋もゆるみ、最終的には皮膚のゆるみにつながります。そして、こうしたゆるみが目元や口元のシワの原因になってしまうのです。また、口輪筋がゆるむとリップラインがぼやけて口紅のにじみの原因にもなりますし、舌の位置を固定する筋肉も衰えるため、二重あごやいびきの原因にもなってきます。鼻呼吸の場合はこうしたデメリットがないので、アンチエイジング効果を得ることができるというわけです。

このように噛み合わせを整えるということは、見た目がよくなるだけでなく、口の健康から全身の健康や美容にまで影響を与えるということがおわかりいただけたのではないでしょうか。

しっかり噛めれば痩せられる

同じ量の食べ物を食べた場合、よく噛んだほうが満腹中枢が刺激されるため、満腹感を得やすいといえます。そのため、そこまでたくさん食べなくても、「おなかがいっぱい」と感じられるので、腹八分目で食事をやめることができます。それと同時に、よく噛んでいると食べ物がすり潰されて消化しやすい状態になるため、胃腸への負担も少なくなります。

このほか、よく噛んで食べると単純に筋肉をよく使うことになるので、エネルギーを使って痩せやすくなるという効果もあります。咀嚼の回数は基本的に、ひと口で30回といわれています。まずはひと口30回、試してみてはいかがでしょうか。

また、ゆっくりとよく噛んで食べたほうが、食後に身体が温まる効果が高いといわれています。これは咀嚼することで筋肉が動き、エネルギーが高まるために起こります。そうした働きを「食事誘発性体熱産生」といい、この積み重ねが痩せやすい体質をつくっていきます。

よい噛み合わせは虫歯予防になる

噛み合わせがよいと、歯にプラーク（歯垢）が停滞しづらくなり、虫歯予防になります。そもそも歯の汚れは、歯と歯がぶつかったり、食べ物をよく噛んだりすることによって落ちたり、つきにくくなったりします。また、口を閉じている際、噛み合わせがよければ舌や頬の筋肉がある程度は歯に擦れて、歯の表面の汚れが取れるのです。唾液にも歯の表面の汚れをきれいにする作用があり、噛み合わせがよいと唾液が隅々まで届きやすくなるので、歯の汚れを落として虫歯を予防しやすくなります。

このほか、噛む力がまっすぐに加わるため歯に負担がかからず、骨もダメージを受けないというメリットもあります。噛み合わせがよいと、噛む力で歯に負担をかけることが減るので、歯周病予防にもなります。また、噛んだときに安定するために、あごの関節への負担も軽減され、顎《がく》関節症になるリスクが減ります。

また、顔は表情筋や咀嚼筋などの筋肉で、多くの部分がつくられています。噛み合わせが悪いと片方だけで噛むようになったりして、筋肉の厚さが変わることで顔がゆがみ、その下の骨は筋肉の厚みによって変化するため、最終的にはあごの形まで変わってしまいます。噛み合わせがよいと、こうしたことも起こりづらくなります。

もともと噛む筋肉である側頭筋は、あごの関節から頭の横につながる筋肉です。噛み合わせが悪いことによって側頭筋が緊張すると、頭痛となって現れることがあります。噛み合わせがよくなると、こうした筋肉への負担も減るため、それが原因で生じている頭痛などの不調を改善することもできます。

column

母親を亡くした悲しみから矯正によって立ち直った男の子

おばあちゃんに連れられて、小さな男の子が矯正をしに来ました。その子はお母さんを亡くして、とても落ち込んでいました。そんな孫を見ていたおばあちゃんは、「矯正をして歯並びがよくなったら、少し前向きになれるのではないか」と考えたようです。

治療を始めた当初、男の子は全然しゃべらず、笑顔も見せませんでした。いつも心ここにあらずという感じだったのです。

ところが、ある程度矯正が進んでくると、だんだんと自分のことを話すようになり、どんな遊びが好きかということなども教えてくれるようになりました。

時折笑顔を見せてくれるようにもなり、治療が進むごとに明るく前向きになっていきました。

やはり矯正して歯並びが美しくなると、小さな男の子でも自分に自信がついてくるのだと思います。そうした気持ちが、悲しみから一歩踏み出すきっかけになったのであれば、こんなにうれしいことはありません。また、孫を思うおばあちゃんの気持ちが、その男の子にしっかり通じるような矯正治療だったなと感じています。

column

矯正治療にはその方だけの人生模様が反映されるので、毎回丁寧に治療に当たるように心がけています。

第4章

歯並びは遺伝2割・生活習慣8割

歯並びが悪くなるのは遺伝よりも生活習慣

歯並びの良し悪しにかかわる生活習慣は、0歳から始まります。本人の意識というよりも、親や養育者の子育てから影響が始まっているのです。授乳の仕方、離乳食の与え方、食事中にどう座らせるか、どのような食材を選ぶか。もう少し大きくなると、寝ているときの向き——あおむけか、うつ伏せか、横向きか——などによってあごの骨の位置がずれたり、歯並びが悪くなったりすることがあります。このほか、小さなときから口呼吸の習慣がついてしまうと、出っ歯になったり、歯の土台部分の骨の幅が狭くなるために、歯並びが悪くなったりすることもあります。

日常生活での姿勢も大切です。頬づえをつく癖はあるかどうか、ご飯のときにまっすぐ前を向いているかどうか。よくあるのが、テレビが横にあって、そちらに顔を向けながらご飯を食べてしまうケースです。この習慣だけでも、噛み合わせがずれてしまうことがあります。

最近ではお子さんでも、スマートフォンやタブレット端末を見ていることが多いですよね。顔を下に向けて何時間も過ごしていると、猫背になるのと同時に噛み合わせも悪くなってしまいます。長時間同じ姿勢にならないように大人が気を配る必要性を感じます。

よく、「乳歯は萌《は》え変わるから虫歯になってもいい」と思っている方がいますが、乳歯であっても虫歯ができることによる不具合は生じます。乳歯が虫歯になると、歯が小さくなって奥の歯が前に詰まってきてしまいます。そうなると、あとから大人の歯が萌える隙間がなくなってしまい、歯並びが悪くなるのです。こうしたことも、生活習慣のうちに入るといえるでしょう。

生活習慣の中でも大切なのが、おやつを食べる時間帯です。また、だらだらとおやつを食べないことも虫歯予防につながります。

そして、日頃からどんな飲み物を飲んでいるかということも大切なポイントとなります。「歯磨きをよくしているのに、うちの子はなぜか虫歯になりやすいんです」という親御さんに話を聞くと、与えている飲み物が水やお茶ではなく、スポーツドリンクなどの清涼飲料水がメインであることも多いのです。飲食に関わる生活習慣はかなり大きな影響力を持ちます。

子どもの頃は、靴選びも大事です。ラバー製のサンダルなど、しっかり足に密着しない靴を履いていると、いつの間にか姿勢が悪くなり歯並びに問題が起こることもあるからです。子どもの足は、あっという間に大きくなるので、少し大きめの靴を買い与えることがあると思いますが、よい歯並びになるよう育てていくには、その都度、足にぴったり合った靴を選ぶことが大切です。

生活習慣や日々の姿勢は、大人にも影響を与えます。ただ、成長期の子どものほうが影響は大きいので、親御さんが注意して環境を整えてあげることが大事だと思うのです。

そして、大人の場合も歯の健康を維持するためには、これらのことに気をつけて生活する必要があります。せっかく矯正治療をしてよい歯並び、よい噛み合わせになっても、その後の生活習慣が悪いと、また元に戻ってしまう可能性があるからです。矯正治療をしていなくても、現状より歯並びを悪化させないために、正しい姿勢や生活習慣を心がけてください。

歯並びは0歳から気をつける

0歳の赤ちゃんにまだ歯は萌えていませんが、歯の土台となる骨を健やかに育てるために、気をつけていただきたいことをお話ししましょう。

まずは、ストローを使わせないということ。今の日本の子どもたちの歯並びが悪くなる一番の原因は、ストローにあるのではと考えています。

赤ちゃん用のカップで、スパウトというものをご存じでしょうか。これは哺乳瓶の乳首とストローとの間に位置づけられる、赤ちゃん用マグカップの飲み口の一種です。赤ちゃんの成長に合わせて飲み口を変えられる便利なものですが、実は子どもたちの歯並びを崩してしまう一番の原因がこれなのです。

このスパウトやストローで水やお茶を吸うときに、頬が内側にへこみます。そうすると、頬の筋力によって歯の土台となるあごの骨が狭まってしまいます。歯は狭いところにどうにか萌えようとするため、きれいにそろわずガタガタとした歯並びになってしまうのです。

このタイプのカップを使っていると、もれなくお子さんの歯並びが悪くなるのですが、それを知らない親御さんが多くて、「なぜだろう。うちの家系ではこの子だけ歯並びが悪いんです」と言います。そのたびに「スパウトを使っていませんでしたか？　それが原因です。お父さんやお母さんが子どもの頃は、こういうものがなく、スプーンで水をすくって飲ませてもらっていたから、皆さんの歯並びはよいのですよ」とお伝えしています。カップの選び方一つで、歯並びに大きな差が出てしまうということを、世の中の親御さん全員に知っておいてほしいです。

私の子どもが0歳だった頃には、スプーンと「ワオカップ」という、フタをしたまま360度どこからでも飲めて、こぼれにくいカップを使っていました。

ワオカップの最大の特徴は、コップから直接吸込いんで飲み物を飲めること。プラスチックのカップにシリコン製の栓がついており、そこに口を合わせて吸い込むと水が出てくる仕組みで、歯並びが悪くなる原因となる土台の骨の成長を邪魔しません。

小さなお子さんの場合、親御さんがストローやスパウトを使うのは、誤ってカップを倒してもこぼれないという利点があるからですが、ワオカップも同様です。シリコン製の栓がついているため、万が一倒れてしまってもこぼれることはありません。子どもが飲み口に口をつけて吸い込むときだけ、飲み物が出てくる仕様になっています。

これを使うと、スパウトやストローを使ったとき特有の、頬が内側にへこむことがありません。そのため、頬の内側の筋肉で歯の土台となるあごの骨を狭め、歯の成長を邪魔することがないのです。

こうした理由から、小さなお子さんをお持ちの方には、なるべくスプーンかワオカップをおすすめしています。ただ、お子さんがスパウトやストローで楽に飲み物を飲むことを一度覚えてしまうと、ワオカップに変えることは難しいので、できれば初めからこちらを使うのがいいでしょう。

体験してもらうとわかりますが、ワオカップをうまく吸うにはコツがあります。最初は扱いにくいかもしれませんが、子どもは自力で飲もうといろいろ工夫するので、舌や口周りの筋肉をしっかり鍛えることにもなります。うまく使えるようになるまでは、飲み物はスプーンで与えてあげるとよいと思います。

赤ちゃんに限らず、成長期のお子さんの歯並びをよくしたいとお考えであれば、ストローは使わせないほうがよいでしょう。特にあごの骨が成長していく幼稚園から小学校を卒業するくらいまでの間は、気をつけてください。

0〜3歳の食事、口の使い方に注意

❶ おっぱいの与え方よって歯並びが悪くなったり、受け口になったりする

0歳時はまだ歯が萌えていませんが、歯の土台となるあごの骨は存在しています。そして、母乳を飲んだりするときの口周りの筋肉の使い方によって、歯の土台の横幅の成長が左右され、その後の歯並びにも影響が出てくるため、この時期からの注意が必要となります。

母乳を与えるときにお母さんに一番気をつけていただきたいのが、乳首をきちんと深くまで赤ちゃんにくわえさせること。赤ちゃんはおっぱいを吸うとき、誰に教わることもなく、舌をくるんと丸めて使っています。乳首をしっかりくわえてこの動きができていれば問題ないのですが、浅くくわえた状態でおっぱいを吸っていると舌におかしな癖がついたり、あごを前に出しながらおっぱいを吸ったりすることが受け口となる原因になる場合もあるのです。

また、母乳にせよ哺乳瓶にせよ、飲ませるときはある程度赤ちゃんの身体を起こしてあ

げるのがよいでしょう。上から流し込んで飲ませるような体勢は避けてください。こうした向きで流し込まれると、あごを前に突き出して飲むようになるため、受け口の原因となることがあります。

2 乳歯の萌え具合に合った離乳食を与えないと歯並びが悪くなる

離乳食の開始時期は、だいたい生後6カ月くらいと言われていますが、個人差もありますし、極端な話、1歳くらいまではあげなくても問題はありません。この頃、指しゃぶりをする赤ちゃんがいますが、これはさせてあげてOKです。むしろ口周りの筋力を鍛えることになり、口を閉じていることから鼻呼吸を促進させ、口呼吸を防止する効果もあります。

親御さんの中には、赤ちゃんの指しゃぶりなどを「不潔なのではないか」と心配する方もいますが、0歳から2歳くらいまでは、いろいろなものを舐めて存在を確かめたり、指しゃぶりをしたりするのが自然な時期なので、それほど気にしなくて大丈夫です。

離乳食の初期は、ほとんど固体のものがないくらいにドロドロした液状のものを与えます。赤ちゃんに食べさせるときにはスプーンを口の中に突っ込んだりしないように気をつけてください。赤ちゃんの下唇あたりにスプーンを運んでいき、あとは自分で食べさせるくらいがいいでしょう。このように練習していると、自分からパクッと食べにくるようになります。離乳食を与える初期段階では、唇や口周りの力を使いながら、スプーンにのっているものを自分から食べにくる練習をさせることも大事なのです。

そうすることで、舌や口の周りの筋肉不足で低位舌《ていいぜつ》や上唇の形が山なりになるのを予防できます。

もともと舌は、口を閉じた状態だと上あごの天井部分（口蓋）についているのが正常な位置です。また、食べ物や水を飲み込むことを嚥下《えんげ》といい、正しい嚥下運動は食べ物が口の中に入った後、舌が口の上の天井部分にギュッとついてそこから離れないまま、飲み込むことを指します。

ところが、離乳食をスプーンで口の中に押し込むようにして食べさせていると、口を閉じた際の舌の位置が正常なところではなく、ふわっと中途半端に浮いたようになってしまいます。この状態のことを低位舌といいます（4－1）。

こうなると、舌は口の天井部分ではなく、ずっと前歯に触れている状態になります。通常、口を閉じているときは、舌はどの歯にも触れてはいけないのです。それができずに、ずっと舌が歯に触れている状態が続くと、その部分の歯が前に押し出されてしまい、歯並びにも悪い影響を与えてしまいます。

この低位舌がさらにひどい状態となり、舌が上下の前歯を押すようになると、いつも舌が上と下の歯の間に挟まっているかのようになってしまいます。その結果、前歯の上下が噛み合わず、開いたままの開咬《かいこう》になってしまうのです。もっと舌が下のほうに位置するようになっていて、下の歯だけを押し続けていたら、受け口になってしまいます。舌が正常の位置に比べ、どのくらい下がった場所にあるか

4−1 低位舌

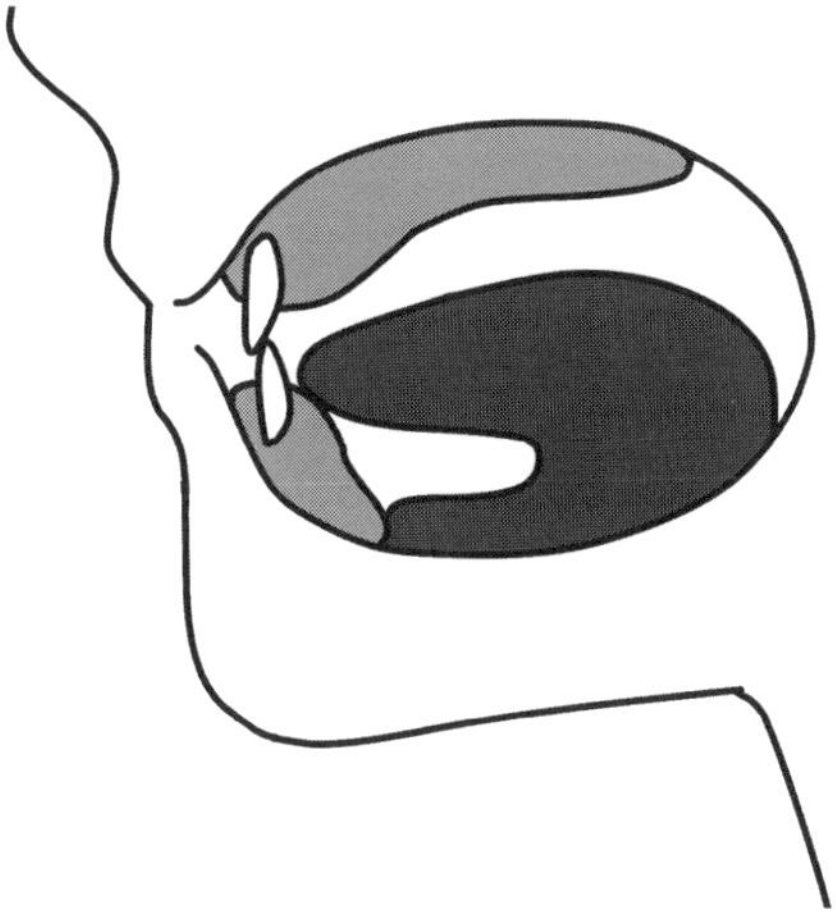

で、それぞれ異なる影響が出てきてしまうのです。

また、舌の運動と唇の運動は連動しています。舌の筋力不足で低位舌になっている場合、唇も筋力不足であることが多く、いつもポカンと口を開けた、口呼吸になっている人が多いです。そうすると唇が前歯を内側に抑える力が弱く、舌が前歯を押しているので、前歯が外に傾いて出っ歯になる原因になります。

食べ物を飲み込むときの舌の位置が正しくない異常嚥下癖《いじょうえんげへき》があると、舌と連動して唇も異常な運動をしてしまいます。通常食べ物や飲み物を飲み込むときに、正面から見て上下の唇は閉じた状態でまったく動かないのが正しいのですが、舌の異常嚥下癖があると唾や食べ物、飲み物を飲み込むたびに唇に力が入り、舌の前歯を内側に押し込むため、出っ歯や噛み合わせが深くなる過蓋咬合《かがいこうごう》という異常な噛み合わせになってしまいます。


赤ちゃんに離乳食を与えるときは、できるだけ正面から食べさせることも大切です。親御さんが赤ちゃんの横に座って食べさせているご家庭も多いと思いますが、これを続けていると、あごの骨がずれ、歯並びにも影響が出てしまう恐れがあります。

育休明けの復職時期が早まる傾向にある中、なるべく早く赤ちゃんに離乳食を食べてほしいという気持ちはわかりますが、ひと口の量はとても大事になります。急いでたくさん食べてもらおうとして、ひと口の量を多くすると、丸飲みしてしまう恐れがあります。食べたものをよく噛む練習をさせるためにも、一度にあまりたくさんの量を口に入れないようにしてください。

また、赤ちゃんが噛める硬さは、成長に応じて異なります。その時々の成長に見合った硬さの食材を与えないと、赤ちゃんは上手に噛むことができません。適した硬さでないと、丸飲みするようになってしまうので、成長段階に合わせた硬さの食材を与えるようにしましょう。

乳歯の奥歯が萌え始めたら、煮た野菜などの固形物もだんだんと食べさせられるようになります。このときも、ひと口の量が多くなり過ぎないように気をつけます。同時に、食事中に飲み物を飲んで食べ物を流し込む癖をつけさせないようにすることも大切です。基本的にしっかり噛んで飲み込むまでは、水やお茶を飲まないようにするべきですが、無意識のうちに「流し込み食べ」をしている方は、意外と多いようです。

患者さんによくテレビアニメの「サザエさん」を例にとって説明しています。皆さんはサザエさんの食事のシーンを見たことがありますか？　磯野家の食卓には、コップが置かれていません。つまり、磯野家の人々は食事中に流し込み食べをしてはいけないということを知っているのです。磯野家ではいつもご飯を食べ終わってから、フネさんがお茶を入れて出してくれます。

特に子どもは無意識に流し込み食べをしてしまうので、食事中は水やお茶を飲まないほうがよいのです。ご飯や肉や魚を咀嚼していて、本当はもう少し噛まないと飲み込めない。でも、その途中で水やお茶を飲んで流し込んでしまうのは避けてください。こうしたことに気をつけていただくだけでも、お子さんの歯並びをよい状態に維持することができます。

ただ、みそ汁は例外です。具が入っていて咀嚼しながら飲むので、普通に召し上がってください。

これらは成長が著しい乳幼児期に、特に気をつけていただきたい事柄ですが、大人になってからでも遅くはありません。今ある歯を守るためにも、全年代の方にこうした生活習慣を取り入れてもらえたらと思います。

❸ 3歳以降、指しゃぶりすると歯が悪くなる

0歳から2歳くらいまでの指しゃぶりは気にしなくていいのですが、3歳以降になると、そろそろやめさせることが必要です。3歳以降の指しゃぶりは、爪を噛むのと同じような影響を歯に与えかねません。指しゃぶりをしながら、指を噛むなどして歯を押してしまう

と、出っ歯や開咬（噛み合わせた時に上下の歯の間に隙間が空く状態）を引き起こす恐れがあります。

また、指を吸い続けていると、ストローで飲み物を吸うのと同じような影響が出ます。頬の筋力であごの骨を狭めて前後に細長くなるため、歯並びがきれいにそろわなくなってしまう場合があるので注意してあげてください。

3歳以降の指しゃぶりは癖になりやすいので、家族が注意してやめさせるのが一番です。歯並びは長い年月をかけて少しずつ変形していくので、生活習慣が大事です。

遺伝による歯並びの悪さは、実は少ないのです。歯の形や基本的な顔の形などは遺伝が関係する場合もありますが、やはりよい歯並びはよい生活習慣からつくられるといえるでしょう。

なぜ爪を噛む人は歯並びが悪くなるのか

これまで何千人もの患者さんの歯を毎日診察してきましたが、上下の歯をしっかり噛み合わせたときに、隙間のでき方がほんの少し、よくない人がいます。爪を噛む癖があるかを聞くと、たいていの人がそうだと答えます。人によっては鉛筆を噛んでいることもあります。これは長い間の癖によって、歯並びが少しずつ悪くなっていく例といえるでしょう。

歯の表面を覆っているエナメル質のモース硬度は7です。硬度10のダイヤモンドや、硬度8のルビーやサファイヤに比べると、少し軟らかく、水晶と同じくらいの硬度ですが、力が加わることで歯並びは変形してしまいます。

私たちはあまりその意識はありませんが、歯の土台となっているあごの骨やその骨を支えている筋肉に少しの圧でも長年にわたり負荷がかかれば、たとえ頑丈な歯でもたやすく傾いてしまうのです。

爪を噛んでしまう理由は、人によってさまざまでしょう。爪を噛むという行為は、歯と歯の間に爪を入れて、何かしらの力が加わることです。このとき、上の前歯が前に押し出されるような力が頻繁にかかると、出っ歯になります。

また、上下の前歯で垂直的に噛んでいると、上下の前歯の間にだんだんと隙間ができてしまい、奥歯で噛むときに、前歯が噛み合わなくなります。この状態を開咬といい、前歯でうまくものを噛めなくなってしまうのです。

このように噛み方によって、悪影響はいろいろなかたちで出てきます。歯は弱い力でも、その負荷がずっとかかってくると、その方向に動いてしまうのです。この特性をうまく使って歯並びを整えていくのが矯正治療ですが、無意識のうちにやっていることで歯並びを悪くしているケースも多々あるというわけです。

矯正治療の始めには、患者さんに何が原因で今のような歯になったかをお伝えしていますが、爪を噛む癖がある方にはその癖をやめてもらいます。

一番の基本はというと、家族全員で注意してあげることです。これに加えて何かをする場合は、爪を噛めないようにマウスピースのような矯正装置を入れたり、マスクをしたりということがあげられます。爪にミントや辛子を塗るなどの方法も聞いたことがありますが、実際にはなかなか難しいのではないでしょうか。それよりも、爪を噛んでいるのを見かけたら、やめるよう声がけをしていくほうが、より実用的で効果もあるのではないかと思います。

なお、爪や鉛筆を噛むのと似た症状に、咬唇癖《こうしんへき》があります。これは唇に力を入れたり、下唇や上唇を噛んだりする癖のこと。下唇を噛む癖がつくと上の前歯が外側、下の前歯が内側に押されて出っ歯になったり、上唇を噛んでいた場合にはその逆で受け口になってしまったりします。

咬唇癖の場合も、噛み方や唇への力のかかり具合によって、影響の現れ方は変わります。こうした癖も、矯正治療に入る際には直してもらいます。

おやつのだらだら食べは歯を溶かす

つい、おやつをだらだら食べてしまうことはありませんか？　実はこういう習慣が虫歯になりやすい口内環境をつくってしまっているのです。なぜ、だらだらとおやつを食べてはいけないのか。その理由は口内の状態を表すpH《ペーハー》と深いかかわりがあります。

pHとは、水溶液の性質を表す単位のこと。0から14までの数値によって表され、pHが7だと酸性とアルカリ性の間の中性になります。5・5を境に、それ以下の数値になると酸性に傾き過ぎて歯が溶け出してしまいます。

虫歯の原因となるばい菌は、砂糖などのエサを食べると酸性の排泄物を出します。それによって歯が侵食され、エナメル質が溶け出す「脱灰」という現象が起こり、虫歯になります。

1日の食事を表にすると、4－2のようになります。たとえばおやつを1回食べたとしましょう。すると一時的に口の中が酸性になり、pHが5・5を下回ります。けれどその後、追加で何も食べなければ、唾液の効果で酸性が中性に戻っていきます。約20分で中性に戻ってpHが5・5以上となり、カルシウムが溶け出さない状態になります。これを「再石灰化」といい、歯の表面が再び固まっていくため、虫歯になりにくくなります。こうした一連のサイクルを「ステファンカーブ」といいます。

ところが、酸性から中性に戻りかけたときに、またおやつを食べてしまうと、口の中のpHは再び5・5以下の酸性に傾き、歯が再石灰化する機会を失ってしまいます。つまり、ずっとおやつを食べていると、歯を溶かし続けていることになり、その結果、虫歯になってしまうのです。

1日に1回、たとえば15時をおやつの時間に決めてお菓子を少し食べるという習慣であれば、歯の表面が溶け出すこともありません。けれども、時間を区切らずだらだらとお菓子を食べ続けると、歯の表面を溶かし続けて、自ら虫歯にしているのと同じことになるのです。

水分補給でスポーツドリンクをずっと飲んでいると、同じような作用を及ぼしてしまい

4−2 ステファンカーブの比較

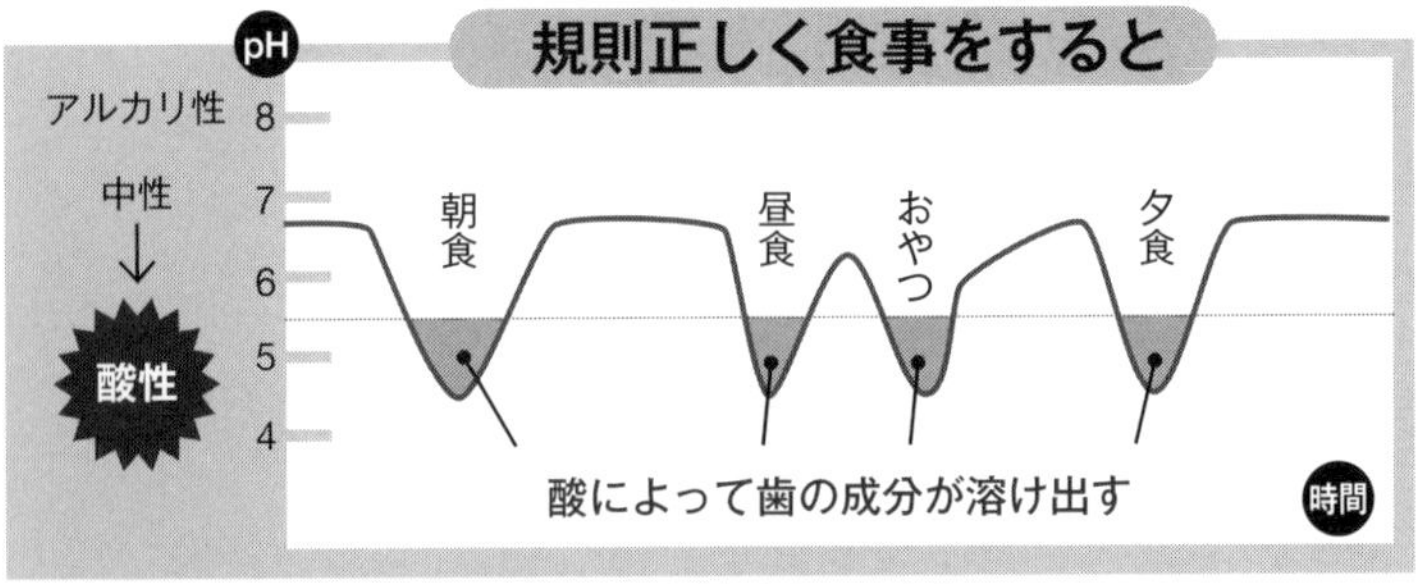

▲唾液が歯を再石灰化する時間がしっかり確保されています。
酸性になっている時間が少ないので、歯が溶ける時間も少なく虫歯になりにくい状態です。

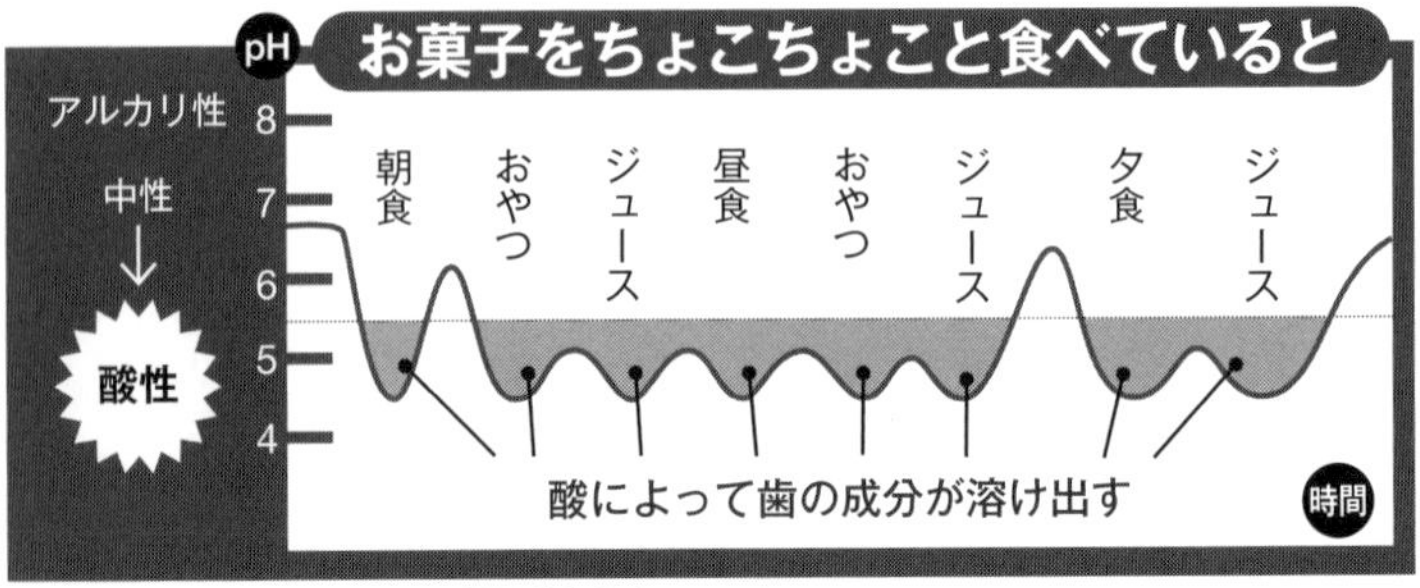

▲唾液が歯を再石灰化する時間がとれないので、
虫歯になりやすい状態です。

ます。歯磨きはしているのに、なぜか虫歯ができてしまうお子さんの親御さんに、何で水分補給をしているかを尋ねると、ほぼスポーツドリンクという答えです。これでは、いくら歯磨きを頑張ってもだめなのです。

食事やおやつの「締め」にお茶を

食後にお茶を飲む行為には、口の中のpHを酸性から中性に戻す働きがあります。pH7が、酸性とアルカリ性の間の中性です。そして、pH5・5を境にそれ以下の数値となると、口の中が酸性に傾き過ぎて歯が溶け出してしまいます。ですから、食後は砂糖が入っていなくてpH5・5より上の数値のものを摂り、速やかに口の中を中性に戻す必要があるのです。

食後にpH6・2の緑茶を飲むことで、口の中を中性に近づけることができるというわけです。緑茶にはカテキンによる殺菌効果もあるので、虫歯菌や歯周病菌予防にも有効です。なお、pH5・5の紅茶にもカテキン効果はあるので、食後に紅茶を飲むのも理にかなっています。ミネラルウォーターはカテキン効果はないものの、pH7・0なので、水を飲むだけでもよいでしょう。

仕事中はコーヒーをよく飲んでいる方も多いと思いますが、実はこれも注意が必要です。なぜなら、コーヒーのｐＨは5前後なので、これを切れ目なく飲んでいると、歯をずっと溶かし続けていることになるのです。

「コーヒーでも砂糖を入れなければいいのでは？」と思うかもしれませんが、そうではありません。砂糖で歯が溶けるのではなく、コーヒー自体が酸性だから歯が溶け始めるのです。

飲み物のｐＨは、意外と酸性であることが多いです。中でもよく誤解されるのがお酢です。お酢は身体にいいというイメージがありますが、ｐＨでみると非常に強い酸性を示しています。

黒酢を配合したドリンクなどがありますが、健康によいからと、こればかりを飲んでいたら歯は溶けてしまいます。高齢者の中には、本当に歯が溶けている方もいるので注意が必要です。

酸性でない飲み物は何かというと、水、お茶（日本茶、ウーロン茶など）、牛乳、ストレートの紅茶などがあげられます。お酒に関しては白ワインや赤ワイン、ビール、日本酒、チ

4-3 各種飲料・食品のpH

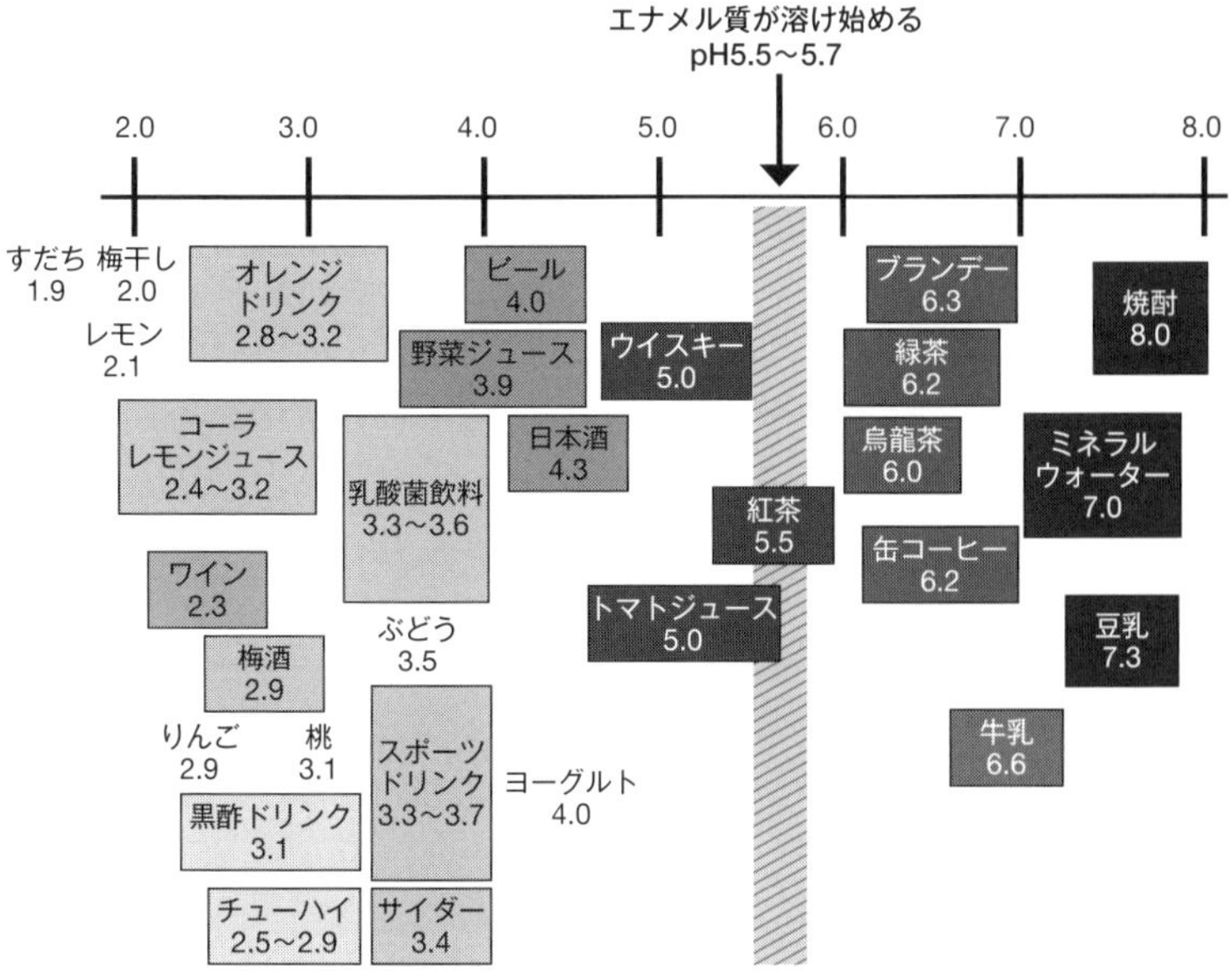

お酒の pH 値	
白ワイン	2.3 ～ 3.4
赤ワイン	2.6 ～ 3.8
チューハイ	2.5 ～ 2.9
梅酒	2.9 ～ 3.1
発泡酒ワイン	3.2
ハイボール	3.6
マッコリ	3.8
発泡酒	3.8
ビール	4.0 ～ 4.4
日本酒	4.3 ～ 4.9
ウイスキー	4.9 ～ 5.0
麦焼酎	6.3

注＝同じ酒類でも、製品ごとに pH 値に差はあります。一つの目安としてご覧ください。

ユーハイなどは酸性ですが、ブランデーや麦焼酎、ジンなどはアルカリ性です（4－3）。たとえ口の中に虫歯菌がなくても、ｐＨが酸性の飲み物を摂り続けていれば、その時点でもう歯を溶かしていることになるのです。飲み物を選ぶ際には、なるべく中性、アルカリ性のものを選ぶことでも虫歯予防につながることを覚えておいてください。

崩れた姿勢が歯並びを悪くする

食卓の横にあるテレビを見ながら食事をするスタイルを長年続けているだけでも、あごの骨がゆがみ、噛み合わせが悪くなっていきます。そして、脳はあごの骨の傾きによって身体の重心を認識しているため、あごの骨がずれることで誤った重心の情報が脳に届きます。すると、あごの骨のゆがみを補おうとして背骨や骨盤などもゆがみ始め、その結果、全身の骨格や筋肉にゆがみが生じます。また、足を組んで座る癖がついていると、徐々に骨盤が傾き、それを補うために背骨などもゆがみ始め、結果的にあごの骨もずれてしまうことがあります。

最近では〝スマホ首〟、もしくは〝スマホ巻き肩〟という症状により、あごのゆがみを生じる患者さんが増えているようです。スマホ首とは、スマートフォンやパソコンを使う姿勢から首や肩に痛みやしびれを引き起こす状態のこと。正式には「ストレートネック」と呼ばれる症状の一つで、首を前に出した姿勢を続けたことによって、ゆるやかにカーブしているはずの頸椎《けいつい》がまっすぐになってしまった状態を指します。日本人の8〜9割がこの症状に該当するといわれています。

一方、スマホ巻き肩は、スマートフォンを使う際、うつむきがちになって肩が内側に丸まってしまう姿勢を指します。このようにしてうつむいていると、頭の重さが首に与える負荷は通常の何倍にもなり、首を支えている肩にも大きな負担がかかります。この状態が長く続くことによって、慢性的な肩こりや首のこりが生じるというわけです。

近年は幼少期からスマートフォンやタブレットなどを使う子どもが増えています。特に身体の成長期にあたる乳幼児期から小学校高学年までは、関節が柔らかいため骨格に悪い癖がつきやすく、少しのゆがみが身体全体のゆがみにつながってしまいます。その結果、あごの骨のゆがみから噛み合わせや歯並びまで悪くなってしまうのです。

子どもたちがスマートフォンやタブレットを見るときは、時間を制限するのと同時に、机の上の目線の高さと同じ位置に置いて背筋を正して見るようにするなど、首を突き出して下を向いた姿勢にならないよう、注意してあげることも必要ではないかと考えています。

うつ伏せや横向きに寝ると歯がずれてくる

「歯は硬いもの」という認識があるので、それが動くというのはなかなか想像がつかないかもしれません。けれども、少しの力でも長い時間同じように圧を加えることで、歯並びは少しずつ変形してしまいます。

睡眠時間は人によって異なりますが、1日24時間のうち、6時間だとしたら1日の4分の1、8時間なら3分の1の時間を睡眠に当てていることになります。その時間、歯に何かしらの負荷を与えているとしたら、少しずつ歯並びが悪くなってしまうのも自然なことといえるのです。

眠るときにうつ伏せになる方は、顔の左右どちらかを下にしていますよね。すると、下にしているほうの歯の内側に向けて圧がかかります。逆に、あごには重力がかかるため、布団側に押されていきます。そうした力が加わることで、歯は内側に押されて歯並びが狭くなっていきます。それによってきれいに並んでいた歯がずれ始め、ガタついた歯並びになってしまうのです。

噛んだときに上と下の前歯の中心がずれている方、口の中の左右の歯並びの幅が違う方には、うつ伏せで寝ているかどうかを聞くのですが、ほとんどの方が「はい」と答えます。左右どちらか横を向いて寝る方の場合も、これと同じようなことがいえます。

あごの骨の位置がずれたり、歯に圧がかかったり、筋肉が不自然に引っ張られたり、たとえ小さな力であっても、長年それが続くことによって、歯並びは悪くなってしまいます。うつ伏せや横向きで寝る癖がある方は、週に何日かはあおむけで寝るようにするだけでも違いは出てくるはずです。

ぽかんと口を開けていると出っ歯や歯周病になる

最近、口呼吸をしている子どもを見かけることが増えています。ぽかんと口を開けていると、舌に力が入りません。通常、私たちの舌は口を閉じていると、自然と口の天井につくような位置づけになっているのですが、口が開いていると舌に力が入らず、位置が下にずれてしまいます。その結果、前歯を押し出すようになってくるのです。

基本的に歯並びは、舌が内側から押す力と、唇や頬など外側から内側に向けて押す力によって出来上がっていきます。つまり、口が開いていると、歯に対して唇や頬の筋肉を使って外側から内側に押す力がかかりません。すると、歯は外側に向かって動きやすくなってしまいます。口を開けていると、舌は通常の位置よりも下の、低位舌になってしまいます。そうすると、ちょうど上の前歯や下の前歯を押すようになってしまうので、出っ歯になったり、受け口になったりするのです。

ほとんどの受け口の原因はこれにあたります。「うちの家族に受け口の人は誰もいないのですが、この子だけなぜか受け口で」と、矯正の相談に来られる親御さんがとても多いのですが、それは間違いなく遺伝ではなく、舌の癖であることをお話ししています。

また、口が開いた状態だと、歯周病にもなりやすくなります。口を閉じ、唾液が口の中をきちんと流れていれば、汚れなどがあってもある程度は流されてしまいます。唾液は免疫力アップにもつながりますから、その流れが十分あれば自然と汚れも排泄されていくわけです。

ところが口内が渇いていると、汚れが固まってしまいがちになります。そのため、口呼吸をしている方は歯に汚れがつきやすく、前歯に着色がある方が多いのです。

ほかにも、口呼吸をしていると菌やウイルスなどを吸い込みやすくなるので、感染症にかかりやすくなったり、アレルギー性疾患になりやすくなったりもするのです。鼻呼吸に比べ、酸素をスムーズに体内に取り込むこともできません。そのため、脳や身体全体のパフォーマンスも発揮しづらくなります。

ぽかんと口を開けていてもよいことはありません。歯や身体の健康を守るためには、子どもの頃から鼻呼吸ができるようにしていったほうが、はるかに有益なのです。

舌は意外に「力持ち」

通常、口を閉じた状態でいると、自然と舌は上の前歯の少し後ろあたりにある、口の中の天井部分（口蓋）につくように収まります。これが正しい位置です。ですから、口を閉じたときに、低位舌のように舌が下の歯に触れている、あるいは舌が上の歯を押している状態ではよくないのです。

この状態だと、ほんの少しの力だとしても、常に舌が前歯を外に押し出していることになります。そうやって長年押されていると、歯は前に動いてしまいます。それにより、出っ歯になったり受け口になったりするので、舌がどのように歯に触れているかということは、意外と大切なのです。

ただ、低位舌など単純に癖で舌が通常より下にある方と、舌の形によって口の天井部分につけられない方がいます。後者の場合、舌が小さい、もしくは舌の裏の筋が硬かったり短かったりすることが主な原因で、遺伝的なものが作用しています。

舌の裏側の筋が短い、もしくは硬いことが原因で舌が上に持ち上がらない状態を「舌小《ぜっしょう》帯短縮症《たいたんしゅくしょう》」といい、舌の裏側の筋である舌小帯が付着異常を起こしています。ほかに「舌《ぜっ》強直症《きょうちょくしょう》」「舌癒着症《ぜつゆちゃくしょう》」「舌小帯癒着症《ぜつしょうたいゆちゃくしょう》」「短舌症《たんぜつしょう》」などと呼ばれることもあります。

この場合は外科治療が必要となり、舌の裏側の筋を切る手術をすることがあります。そのときは口腔外科の専門家である先生にお願いし、チーム医療として患者さんの治療に当たります。

たとえば矯正に来られた患者さんが舌小帯短縮症で、あきらかに問題があるということであれば、最初にその手術をするか相談します。一方、ひとまず様子を見ながら矯正治療を進めていき、やはりこれが原因でなかなか歯並びが治らないということになれば、外科手術が必要と思われることを提案します。ただ、こうした手術は、患者さんのご希望もあると思うので、慎重に意見を聞きながら進めていきます。

舌の筋を切ると聞くと、患者さんとしては「ろれつが回らなくなったらどうしよう」「発音が悪くなったら怖い」など、やはり身構えてしまうと思うのです。ただ、そこまで大変な手術ではありません。実際にどの程度の傷を負うかといったら、歯を抜くより少ないくらいです。ですから、入院する必要もなく、その日のうちに帰宅できますし、日常生活に支障を来すこともありません。

普段の生活で舌に意識を向けることはあまりないかもしれませんが、舌は思いのほか歯にとって重要な役割を担っています。ぜひ、舌を正常な位置に保つようにして、よい歯並びを維持していただけたらと思います。

喫煙は歯周病への「近道」

タバコは健康にとって百害あって一利なしといわれますが、歯にとっても同じです。タバコの煙には数千もの化学物質が含まれており、そのうちニコチンや発がん性物質などの有害物質は200とも300ともいわれています。また、喫煙者は口臭やヤニによる歯への着色、歯周病などのリスクが高まります。歯周病の発症に喫煙は非常にリスキーです。喫煙者は非喫煙者に比べて歯周病になりやすく、進行速度も速くなり、治療をしても治りにくいことがわかっています。

しかし、なぜこのようなことが起こるのでしょうか。タバコの煙に含まれる一酸化炭素は、身体の各組織への酸素供給を妨げます。また、ニコチンは一種の神経毒でもあり、血管を縮ませるので血液の巡りが悪くなり、身体に十分な酸素や血液が行き届かなくなります。そのため、歯茎にも十分な血液や栄養が届かなくなり、歯周病を促進させてしまうのです。

さらに、ニコチンは身体を守る免疫機能も低下させてしまうので、病気に対する抵抗力が落ちたりアレルギー反応が出やすくなったりします。さらに、傷を治そうとして組織を作ってくれる線維芽細胞の働きまで抑えてしまうので、口内炎や歯肉炎などができても治りにくくなってしまいます。そして、唾液の分泌も抑えられてしまうため、プラークや歯石が歯につきやすくなり、歯周病菌が増殖しやすい環境をつくってしまうのです。

また、ヤニという形で歯の表面に汚れが残ってしまうため、歯がざらざらして菌が付着しやすくなるのはもちろん、いつまでも口の中や歯肉にニコチンが染み込み続けることになります。

今や歯周病は日本人の約8割が感染しているといわれる国民病です。タバコを吸っていない人でも、歯周病になる可能性は十分にあります。ましてや、喫煙者の場合は、自覚症状がなかったとしても、歯周病にかかっている可能性は高いといえるでしょう。1カ月から3カ月に一度は歯科医院で定期検診やクリーニングを受けて、ぜひ予防歯科につなげてもらえたらと思っています。

ラバー製のサンダルを履かない

ビーチサンダルをはじめとするラバー製のサンダルは、脱いだり履いたりがしやすくてとても便利です。けれど、その便利さと引き換えに、身体に悪影響をもたらしていると知ったら、あなたはそれでも履き続けますか？

ラバーサンダルは履き続けていると姿勢が悪くなり、筋力のバランスも崩れていきます。このようなことが起こるのは、かかとが柔らか過ぎて、逆に体重がかかり過ぎてしまうから。それにより、次のような悪影響が身体全体に出てしまうのです。

①かかとに体重がかかり過ぎてしまう
←②バランスをとろうとして、下腹が突き出てしまう
←③お腹に力が入らなくなり、腰に力が入ってしまう
←④膝を固定して、バランスをとろうとする
←⑤指先で踏ん張ろうとする（特に親指側）

こうした動きによって身体にゆがみが生じ、姿勢が悪くなってしまうことで、腰痛や膝《ひざ》痛《つう》、外反母趾《ぼし》などを引き起こしやすくなります。さらには、骨盤や膝の骨などにゆがみが生じるため、それが背骨にも伝わり、首やあごの骨にまで不具合が生じてしまいます。すると、歯並びにも影響が出てきてしまうため、ラバーサンダルは避けたほうが無難なのです。

逆に、かかとの部分がしっかりしたものを履き、土踏まずに体重が乗るような姿勢でいると、腰痛や膝痛になるのを防ぐことができます。今の歯並びを維持していくためにも、ラバーサンダルは避けて、しっかりと足をホールドしてくれる履物を履くようにしてください。

なお、お子さんにスリッパを履かせているご家庭もあると思いますが、そうなると家の中でも日頃からラバーサンダルと同じように不安定な履物を履いていることになります。これを続けていると、お子さんの歯並びにも悪影響を与えかねませんのでご注意ください。

噛み合わせのセルフチェック

噛み合わせが大事なのはわかっているけれど、自分の噛み合わせがよいのか悪いのか、よくわからないという方も多いのではないでしょうか。噛み合わせが悪いと虫歯や歯周病や顎《がく》関節症になりやすいだけでなく、発音や姿勢が悪くなったり、胃腸炎、口呼吸、不眠、肩こりになったりしやすくなります。

正しい噛み合わせのチェックポイントをご紹介しますので、参考になさってください。

【正しい噛み合わせの6つのポイント】

❶前後のバランスが整っているか。

⬇出っ歯や受け口ではなく、上の前歯が下の前歯の2〜3㎜前にある状態が正しい噛み合わせです。

❷左右のバランスはとれているか。

⬇上下の前歯の真ん中が一致している状態が正しい噛み合わせです。

column

❸上下の前歯の噛み合わせの深さは合っているか。
⬇上の前歯が下の前歯に2~3㎜重なっている状態が正しい噛み合わせです。下の前歯が1/4隠れる程度が理想的です。

❹歯並びの状態はどうか。
⬇歯が重ならずに一列に並んでいるか、永久歯の歯と歯の間に隙間が空いていないか、などをチェックします。

❺自分の横顔を見て口元が出ていないか（定規などを鼻とあごに当てた時に、上下の唇が鼻とあごを結んだ直線より内側に入っているか）、口呼吸になっていないか（唇に力を入れなくても口を閉じていられるか）。

❻鏡で自分の顔を正面から見た時に、左右の唇の端（口角）の高さが同じか。

噛み合わせで気になることがあれば、早めに歯科医院に足を運ぶことをおすすめします。本格的に歯並びや噛み合わせが悪くなるのを、今なら予防できるかもしれませ

column

ん。少しでも気になることがあれば、まずはかかりつけの歯科医に相談してみましょう。

第5章

日本の歯科医師の中で
3％しかいない歯科矯正専門医が
教えるデンタルケア

食事でひと口30回嚙む理由

私たちは小さな頃から「よく嚙んで食べましょう」と言われて育っています。そして、子どもができると、親として「よく嚙んで食べようね」と教えることになります。よく嚙んで食べるということは、それだけ私たちにとって重要なことなのです。また、近年は厚生労働省もひと口30回以上嚙むことを目標とした「嚙《カ》ミ《ミ》ン《ン》グ《グ》30《サンマル》」運動を提唱しています。けれどもなぜ、30回が望ましいのでしょうか。まずはその理由からひもといていきましょう。

咀嚼《そしゃく》は、口の中で食べ物を小さく砕き、それを唾液と混ぜ合わせて軟らかい塊（食塊《しょっかい》という）にするために行う動作です。基本的には、前歯で食べ物を大きく嚙み切り、奥歯で嚙みながらすり潰すことで、食物は小さな食片へと変わっていきます。

食片は唾液と混ぜられ、飲み込みやすい一つの食塊となります。これは摂取した食物が食道を通りやすくするためのもので、食べ物の種類によって、食塊をつくる咀嚼回数には違いが出てきます。硬い食物ならば回数が増え、軟らかいものであれば回数が減ります。とはいえ、咀嚼回数が少なくなりすぎると食片はまとまらず、食塊ができづらくなってしまいます。それを防ぐためにも、約30回という咀嚼回数が最も望ましいと判断されているのです。

食べ物をきちんと噛むという行為には、次のようなメリットがあります。

①食べ物の味わいを引き出す
②食べ物の消化・吸収を助ける
③胃腸の働きを活性化する
④栄養をスムーズに吸収させる
⑤全身に効率よく栄養素が届くようにする

①~⑤の働きには、唾液が大きく関係しています。よく噛むと唾液がたくさん分泌されます。この唾液にはアミラーゼと呼ばれる消化酵素が含まれており、デンプンを糖に分解し、消化吸収を助ける働きにつながるからです。なお、唾液の中には解毒作用もあります。現代の食べ物の中には食物添加物や着色料など、さまざまな化学物質が入っていますが、ひと口30回ほど噛むようにしていれば、こうした化学物質もある程度は解毒してくれるといわれています。

デンタルケアの観点からいうと、よく噛むことは虫歯や歯周病の予防につながります。

唾液の分泌量が増加するため、口の中の乾燥を防ぎ、雑菌を洗い流すことができるからです。私たちの口内には、３００～４００種類の細菌が生息しているといわれています。その中のミュータンス菌が虫歯をつくり出す細菌です。ミュータンス菌が糖質を餌として食べ、そこから排泄された乳酸によって、歯の表面が溶け出すのです。そこにラクトバチラス菌がつくことで、虫歯が進行していきます。なお、唾液の中には、抗菌・殺菌作用のある成分や歯の表面が溶けた状態を修復する成分が含まれているため、虫歯の前段階の脱灰状態なら唾液だけで再石灰化してしまいます。

また、よく噛むことはよい歯並びをつくり出すことにも関係してきます。しっかり噛む習慣がついていると、あごの骨も健やかに発達し、歯の土台がしっかりと築かれていくため、自然ときれいな歯並びになっていきます。よく噛むことで血流も促進され、歯茎全体にも十分な栄養素が回ることから、歯周病予防にも役立ちます。食事でひと口30回以上噛むということは、食べものの消化吸収をはじめ、解毒や虫歯・歯周病予防など、さまざまなメリットを私たちにもたらしてくれるのです。

キシリトール入りガムは必携

テレビのCMなどで「キシリトールで虫歯予防」という言葉を聞いたことがあるのではないでしょうか。これはガムなどによく使われている甘味料の一種で、ソルビトールやマルチトールと同じ「糖アルコール」という甘味炭水化物です。

ガムやタブレットといったお菓子の形で口にするキシリトールは、白樺や樫などの木から抽出されるキシランへミセルロースを原料にして、工業的に作られています。日本では1997年4月に食品添加物として認可され、人体にも安全であることがわかっています。なお、キシリトールは、糖アルコールの中で最も甘く、砂糖と同じくらいの甘味度を持っており、溶ける際に熱を奪う作用があるため、口に含むとスーッと冷たい感覚があるのも特徴の一つです。

キシリトールをはじめとする糖アルコールは、虫歯の原因にならないということでも有名です。糖アルコールからは、口の中で歯を溶かすほど強力な酸は作れないからです。また、キシリトールの甘みが強いために唾液が出やすくなり、これによって酸が中和されることも相まって、キシリトールは虫歯の原因にはならないといわれるのです。

このほか、キシリトールをガムやタブレットの形で一定期間以上口の中に入れていると、歯垢がつきにくくなるのと同時に、歯の再石灰化を促し、歯を硬くすることがわかっています。さらにキシリトールには、虫歯の大きな原因であるミュータンス菌の活動を弱める働きもあります。このような働きは、他の甘味料にはみられず、キシリトールだけの効果といわれています。

キシリトール配合のガムなどを噛んでいると、すぐに甘みがなくなりますが、そのあと15~20分ほど噛み続けているとより効果的です。

ただし、キシリトールのこうした効果が期待できるお菓子は、ガムかタブレットに限られます。ケーキやジュース類といったお菓子や食品にキシリトールが含まれていても、虫歯予防の効果は期待できません。なぜなら、ガムやタブレットのようにキシリトールが口内に長くとどまるわけではないからです。

虫歯予防を目的にキシリトールのガムやタブレットを選ぶ際には、①キシリトールが高濃度（50％以上）で含まれていること、②砂糖などの発酵性の甘味料が含まれていないことが必要です。パッケージの成分表示をよく見て、「シュガーレス」の表示があること、糖類が0gであること、そして糖質中のキシリトールの割合が50%を超えていることを確認してください。

虫歯予防効果を十分発揮させるためには、高濃度キシリトール配合のガムかタブレットを1日3回、3カ月以上摂取する必要があります。虫歯になりやすい方には効果的であると考えられますので、ぜひ試してください。

硬いものを噛む

軟らかいものよりも、硬いものを食べるときのほうが、当然ながらよく噛むことになります。噛む回数が多いと唾液がたくさん分泌されます。唾液は通常、大人で1日に1〜1・5ℓも分泌されており、口の中の汚れを洗浄してくれているのです。

唾液には抗菌物質が含まれており、免疫力を高める働きもあるため、歯周病や口臭予防にも効果的です。ほかにもカルシウムが溶け出した歯の再石灰化を促して、初期の虫歯を修復する作用もあります。しっかり噛んで、たくさん唾液を分泌させることは、口の中を健やかに保つためにも重要なことなのです。

噛むという行為は、歯を支える歯槽骨《しそうこつ》やそれを取り巻く歯茎、そしてあごの筋肉への刺激となり、歯周組織全体を鍛えて丈夫にする働きもあります。硬いものをたくさん噛んで、摩擦などの生理的刺激を受けることでも歯茎の血行がよくなり、歯周病菌への抵抗力がつきます。

ところが現代の食卓では、オムライス、カレーライス、サンドイッチ、ハンバーグ、パスタなどの軟らかい食べ物が中心となっています。軟らかい食事は口の中に食べかすが残りやすく、歯の表面に付着して菌が繁殖しやすいというデメリットもあります。

こうした食事を頻繁に摂り、しっかり噛まない食生活を続けていると、咀嚼による十分な刺激が伝わらず、歯を支える骨や口周りの筋肉は次第に痩せていき、ますます噛む力が衰えていくという悪循環に陥ってしまいます。また、咀嚼回数が減って口周りの筋肉が衰えることにより、ものを正常に飲み込む嚥下《えんげ》機能に影響が出ることもあります。

そうならないためにも、毎日の食生活の中に硬い食材を取り入れ、虫歯や歯周病を予防し、歯を支えている骨や筋肉の機能を健やかに保ちましょう。おすすめの食材としては、キャベツ、タケノコ、ニンジン、エリンギ、大豆、ひじき、切り干し大根、ゴボウといった食物繊維が豊富なもの。また、高野豆腐、干し椎茸、こんにゃく、茎わかめなど弾力性のあるものもよいでしょう。

左右バランスよく噛む

ものを噛むときに右側だけ、もしくは左側だけで噛んでいませんか？　どちらかをよく使う癖がついている場合は要注意です。そういう場合は、左右の目の高さがあってない、片側の口角だけが上がっている、片側のほうれい線だけが濃いといった顔のゆがみが生じていることもあります。

左右どちらかだけ口周りの筋肉が発達すると、そちらにあごの骨が引っ張られてしまい、噛み合わせや歯並びが悪くなったり、よく使っている側の歯のすり減り方が早まったりすることもあります。

さらに、片方だけ緊張した筋肉の影響は、頭を支えている首にも現れ、首から肩、腰、下半身と、いたるところにこりや痛みという形で広がっていきます。一方のあごの関節に負担が集中するため、あごが痛んだり、口を大きく開けられなくなる顎《がく》関節症になったりする場合もあります。

こうしたことを防ぐためにも、左右バランスよく噛むことが大事ですが、もし歯の痛みや違和感などが原因で左右どちらかに偏っているなら、まずは歯科医院で治療することが先決です。そのうえで、食事の度に両方で噛むように意識していきましょう。

咀嚼するときに口を閉じたまま、あごを大きく動かして食べるようにすると、舌が自然と左右に動き、バランスよく噛めるようになります。1日3回ほど、噛み癖のないほうでガム（キシリトール入りなど虫歯にならないものがベスト）を1時間ほどかけて噛むのもおすすめです。左右バランスよく噛む癖をつけるためにも、ぜひ試してください。

口を閉じ、正面を向いて噛む

口を開けて噛むのはエチケットとして好ましくありませんが、デンタルケア的にもNGです。口を閉じて噛まないと舌の位置がおかしくなり、それによって歯並びも悪くなってしまうからです。通常、私たちが口を閉じているとき、舌は口の中の天井部分（口蓋）につくようにして待機しています。口を開けているとそれができず、舌におかしな癖がついてしまうのです。すると、舌が口蓋から下がってしまい、どこかの歯に触れるようになってしまいます。その状態が長く続くことで歯が押し出され、歯並びが悪くなってしまいます。

また、口を閉じて噛むことができていれば、自然と鼻呼吸ができるようになります。鼻呼吸というのは口呼吸と異なり、脳への血流が増大する、鼻毛などのフィルター機能によって菌やウイルスなどが除去される、副鼻腔から出る一酸化窒素（NO）によって空気が殺菌されるなどのメリットがあります。その結果、脳や身体のパフォーマンスが高まり、ウイルスや菌から身体を守ることができるのです。ぜひ意識的に口を閉じて食べる習慣をつけて、美しくスマートに歯と身体の健康を維持していきましょう。

なお、食事の際はまっすぐ正面を向いて食べるように習慣づけることも大切です。食卓の横にテレビがある場合、顔だけを横に向けて食事をする人もいますが、これを続けているとあごにゆがみが生じる可能性があります。食卓の正面にテレビがくるようにレイアウトを変えたり、食事中はテレビを消して正面を向いて食べ、食べ終わってからテレビを見るようにしたりして、あごや歯並びに負担がかからない生活環境に整えましょう。

歯科医師が使っている歯ブラシ

矯正治療を始める方には、必ず毎食後に歯を磨く重要性もお話しします。矯正治療中に虫歯になってしまうと、治療を中断しなくてはならないからです。そのため、特に注意してもらわなければなりません。

そもそも矯正装置がついていると、歯を磨くのに通常より時間がかかります。朝や昼はそんなに時間がとれないと思うので、軽めに磨く程度でもいいことにして、夜はしっかり磨いて仕上げるようにしてもらいます。もちろん、矯正をしていない方も虫歯や歯周病予防に、ぜひ毎食後の歯磨きを習慣づけてください。

通常の歯ブラシを選ぶ目安は、ブラシの面が平らで形は小さめ（目安は下の前歯3本〜3本半くらいの長さ）、幅は狭く、普通のナイロン毛、柄はまっすぐのものがよいでしょう。今お使いの歯ブラシを上から見て、毛束が開いたり、毛先が外に反っていたりしたら、毛の弾力が落ちて毛先の動きも悪くなっているというサイン。新しいものと取り替えてください。

もし1カ月以内で毛先がすぐに開いてしまう場合は、磨くときに力を入れ過ぎている可能性があるので、注意しましょう。

前歯の歯茎が急に下がってきた、という方は歯ブラシが硬過ぎる、歯ブラシの動かし方が大き過ぎる、歯ブラシの力が強過ぎる可能性が高いです。一度下がってしまった歯茎は元に戻らないことが多いので、気をつけてください。

さまざまな歯ブラシが発売されていますが、私のおすすめは超音波歯ブラシのソニッケアー（フィリップス社）です。日本中の歯科医師の多くが、電動歯ブラシといえばこれをすすめるのではないでしょうか。普通の歯ブラシを使ってしっかり磨こうとすると10〜15分はかかりますが、これを使うと1、2分できれいになります。歯の表面に触れて確認するとつるつるになっているので、どの歯もしっかりときれいになっているのがわかります。

「セラミック矯正」は「矯正」ではない

セラミック矯正という言葉がいつの間にか世の中に広まってしまいましたが、これは矯正治療ではありません。短期間で歯並びがきれいになるといわれていますが、もともとの歯を削ってセラミック（陶器）の被せ物を乗せることで、歯並びをきれいに見せる治療法です。したがって、歯を適切な位置に移動させて治療する歯列矯正ではなく、見た目だけを治す歯の美容整形といったほうが正しいのではないかと思っています。

よく差し歯と混同されるのですが、差し歯は歯の根っこだけ残っている状態の上に土台をつくり、被せ物（差し歯）をするという治療です。これは虫歯などの問題がある歯を削るなどして治療した結果、取り入れる治療なので、歯に対する負担はないのですが、セラミック矯正は健康な歯をわざわざ削って寿命を短くして、被せ物をすることで見た目をきれいにしようというのが罪なのです。

ひと昔前の芸能人がよくやっていました。セラミック矯正は歯自体の寿命が短くなり、虫歯や歯周病にもなりやすくなってしまいます。被せ物をしたら虫歯にならないと思う方が多いのですが、そんなことはありません。逆に、1回治療した歯ほど、歯と被せ物の境目から菌が入り込み、虫歯になりやすいのです。

セラミック矯正のメリットとしては、最短で2週間程度と短期間で治療が終わること、天然歯のような透明感と色調を再現できるため、見た目が美しいことがあげられます。ただし、致命的なデメリットとして次の2つがあります。

1つ目は、歯を削る必要があること。セラミックを被せるために、健康な歯を削らなくてはなりません。削らずにセラミックを被せると、大きく不自然な歯になってしまうためです。歯は削れば削るほど、その寿命が短くなると言われています。

2つ目は、神経を抜かなくてはいけない場合があること。歯を大きく削ると強い痛みが出る可能性があります。そのため、歯並びの状態によっては神経を抜くことがあります。神経の中には血管も通っており、通常はここから栄養を供給しています。ところが神経を抜くとこうした働きがなくなってしまうため、歯の寿命が極端に短くなってしまうのです。

そのほかにも、将来的に歯茎が痩せると歯ともともとの歯茎との境目の部分だけが目立ったり、歯茎が黒ずんだりして、見た目が不自然になることもあります。セラミック矯正を行う場合には、メリットと同時にデメリットについてもよく考えてから、本当に施術を受けるかどうかを決めてください。

八重歯は抜かないで！

八重歯は一般的に、中央の歯から左右それぞれに向かって3番目にある糸切り歯（犬歯）が両サイドの歯よりも外側に出てきてしまった状態のことです。糸切り歯は、子どもの歯から大人の歯に変わる最後の時期に萌《は》えかわるので、いす取りゲームのようになってしまうのです。

どういうことかというと、最後に萌える糸切り歯は自分が座るいす（歯が萌えるスペース）がない状態であるということです。土台となる骨は小さいのに、大きな歯をなんとか萌えさせようとするため、両サイドの歯の間をぬうように無理やり萌えてきてしまいます。すると、隣の歯が後ろに回り込んで、糸切り歯が外側に押し出されることになり、八重歯が出来上がるというわけです。

もともと糸切り歯は上あごと下あごにそれぞれ一対、計4本あり、すべての歯の中で最も根っこが長いのです。つまり、歯の寿命も一番長いことになります。こういう歯はできるだけ抜かずに残しておいたほうが、歯の健康にはよい影響を与えます。

ところが審美歯科では、八重歯を治すため抜歯している症例を見かけることがあります。矯正治療の場合は基本的に、先述した理由から、治療期間を短縮する目的で糸切り歯を抜歯することはありません。確かに飛び出している糸切り歯を抜いてしまえば、気になる八重歯をその場でなくすことができます。ただ、こうした行為が長い人生において、患者さんのためになるとは考えづらいです。

普段は意識していませんが、私たちは食べ物を食べるとき、あごを上下に動かすだけでなく、左右にも動かしながら食べ物を噛み砕いています。

通常、上下の歯は、まっすぐ噛み合せたときには、すべて噛み合っています。ところが左右にあごを動かした時には、上下の糸切り歯だけが噛み合って、上下の奥歯にはわずかに隙間ができます。つまり、左右にあごを動かしてその位置であごを止めると、糸切り歯だけが噛み合い、奥歯は噛んでいない状態となります。この状態のことを、専門用語で「犬歯誘導」といいます。

奥歯というのは縦方向の噛む力には強いのですが、横方向の噛む力には比較的弱い特性があります。そのため、横方向に力が加わる左右のあごの動きのときには、根の長い丈夫な糸切り歯だけが噛み合い、奥歯に横方向の噛む力が伝わらないようになる。こうした犬歯誘導の状態が、安定したよい噛み合せの大切な要因となるのです。矯正治療ではこの犬歯誘導を治療のゴールの一つとしているため、安易に抜いたりはしないのです。

一般人は知らない歯科医師の「常識」

1 あなたの噛み合わせは大丈夫？

ご自分の噛み合わせをチェックしたい場合は、かかりつけの歯科医院で歯に色を付ける紙を使って、噛み合わせがどうなっているかを調べることができます。

もう少しデジタルな方法になると、専門的な機械を使って患者さんの口の中をスキャンして、歯並びや噛み合わせを三次元的にコンピューター上に再現し、「ここでこう噛んでいますよ」と見せることもできます。

この機械を入れている歯科クリニックは限られてはいますが、一方向だけでなく、多角的に噛み合わせを見ることができるので、ここでは噛めているけれど、ここでは噛めていないなど、かなり詳細に噛み合わせの状態を把握できます。

自分がどんな噛み合わせをしているかを知ることは、歯周病を予防したり、歯並びの問題点を知って効果的なケアをしたりすることにもつながります。こうしたことが、ひいては高齢になったときの自分自身の健康にもつながっていくのです。

2 歯磨きのコツ

お子さんに多いのですが、「歯磨きをちゃんとしようね」と言われたことで、力任せに歯を磨いてしまい、特に力がかかりやすい下の前歯の歯茎が下がってしまうことがあります。

上手に歯を磨くポイントは、次の3つです。

①歯ブラシは歯茎と歯の間に当てる
②力を入れない
③横に細かく動かす

磨きにくい箇所は歯ブラシを縦に持って、1本ずつ磨くようにしてもよいでしょう。

歯磨きペーストについては、そこまで重きを置いていません。ただ、避けてもらいたいのは、研磨剤が入ってザラザラしているもの。こういうものは避けて、なおかつフッ素が入っていれば、さほど違いはありません。

フッ素というのは、子どもにとって非常に効果が高いです。大人の歯が萌えて1年以内の場合、歯の表面にフッ素が取り込まれて丈夫な歯になります。ただ、大人が使う場合は、そこまで歯を丈夫にする働きはありません。それでも、酸性になって溶けかけた歯の表面を再石灰化させて固めたり、知覚過敏を防止したりする効果は得られます。

歯を磨いた後にフロスか歯間ブラシで歯と歯の間の細かな汚れを取り、最後はリステリン®などの洗口液で口をすすげば完璧です。ただ、日中はここまでやる時間はなかなか取れないと思うので、夕食後など余裕のある時間に行うようにしてみてください。

3 確かな技術のある歯科医院の選び方

最近の医療技術の進化は、その内容もスピードも、目覚ましく発展しています。専門の高度な技術を取り入れたいと思ったら、一人ではこなしきれません。そのために、私のような矯正治療専門医のほか、インプラント治療、口腔外科、歯周病治療など各分野の専門医がチームとなって患者さんの歯の治療に当たることがあります。このような歯科のチーム医療の体制がとれている歯科医院は、しっかりした技術を取り入れながら、患者さんの治療に当たっているといえます。

歯科医院のホームページには、病院に常勤する先生以外にも、いろいろな専門分野の医師を紹介していることがあります。決まった曜日にその専門の先生が病院にいて、連携しながら治療に当たっているのです。

ちなみに、私が連携して治療に携わっている歯科医院は、どのホームページにも私の情報が掲載されています。

どのような専門医と連携して、どのくらい精度の高い治療を行っているか。ホームページのスタッフ紹介などで、そうした情報を確認できるので、医院選びの参考にしてみてください。

よい歯科医師の選び方

●医師も「サービスの内容」で選ぶ

どんな仕事もそうですが、お客様とのコミュニケーションをしっかりとって、お互いが納得したうえでお買い上げいただく。これが商売の基本だと思います。歯科医院の場合は、患者さんとのコミュニケーションが大切になります。私は「こういう治療を行い、最終的にはこうなります」ということをわかりやすくお話しして、そのメリットとデメリット、治療期間、費用などにも納得していただいたうえで、実際の治療に入っていくのがあるべき姿ではないかと思っています。

ところが残念ながら、詳しい説明もなく、いきなり歯の型取りをして「とりあえず10万円で矯正を始めます」などと言って矯正治療に入ってしまうところもあるようです。患者さんの中には、しばらくそこに通ったけれど効果を感じられず、セカンドオピニオンとして別の歯科医院を訪れる方も少なくありません。

私が担当したケースに、レントゲン（X線）撮影もせずに矯正治療を始めていたように感じて、あるお子さんのレントゲン写真を撮ると、過剰歯という余計な歯があることがわかった例もありました。そのお子さんはすきっ歯で、上の前歯の真ん中に余計な歯が挟まって埋まっています。「これが原因ですきっ歯になっているのですが、レントゲン写真を撮ったことはありますか？」と聞くと一度もないことが判明しました。

このように原因を精査することすらせず、矯正を始める歯科医院も世の中には存在します。

一般の方にとって、歯科医師の見極めは、なかなか難しいと思います。ベストは、きちんと話を聞いてくれて、コミュニケーション能力があり、診療の技術もある、結果を出してくれる先生ですが、現実的にはコミュニケーション能力はあるけれど診療技術がない、もしくはコミュニケーション能力は低いけれど診療技術は高いというようにどちらかに分かれることもあります。

患者さんとして、好印象を持つのは前者でしょう。後者の場合は患者さんの中で不満がつもってしまいます。

けれども、どちらが歯科医師としての役目を果たしているかと言ったら、後者なのです。結局、歯の治療というのは、患者さんにとってはどうなっているかがわからない未知の世界。痛みが出るなどの自覚症状がない限り、担当する医師の技術がよいかどうかという判断はなかなかできないと思います。だからこそ、上手にコミュニケーションをとって、その先生の診療技術は信用に足るものかどうかを見極めてほしいと思います。

目安の一つとして知っておくといいのは、今あなたの歯に起きている問題点とその原因をわかりやすく説明したうえで、治療の選択肢をしっかり提示してくれるかどうか、です。

●保険治療と保険適用外治療のメリット・デメリットを説明できるか？

最新の歯科治療の観点からいうと、基本的に健康のために金属は使わないという方向になっています。

日本の場合、保険治療があるため、このあたりがややこしくなってしまうのです。虫歯や歯周病、歯を失ってしまった後の治療など、一般の歯科治療の場合、歯科医師が患者さんにとって理想的な治療をしたいと思っても、保険治療を適用すると、それができなくなってしまいます。患者さんが保険治療を希望するなら、どこの歯科医院に行っても治療内容に大きな差はありません。

保険治療では基本的に、身体によくない金属を使うことになっています。ですから、入れ歯にせよ、歯周病治療にせよ、保険治療に重きを置く医師は今の時代にはあまり合っていないかもしれません。小児の虫歯の治療や、中学生以上でも虫歯の中で一番小さな段階の詰め物として保険適用のある金属等を使うのはいいと思いますが、それ以上になるとおすすめはしません。


歯科医師が「保険を適用すると安くできるけれど、こういうデメリットがある。保険適用外の治療だと値段は上がるが、こういうメリットもある」ということを説明すれば、患者さんも安心だと思うのです。

とはいえ、患者さんの中には「安さ重視」という方も、多いのが現状です。そういう方々にこそ、保険治療がどれだけ歯によくないかを知ってほしいと思っています。保険治療で使える詰め物や被せ物の金属、歯周病の治療などは、正直に申し上げて、治療の結果が悪いのです。虫歯が再発しやすく、耐久性も悪い。割れやすい場合も多く、結局短期間で再治療が必要になる可能性があります。さらには身体にも悪影響を及ぼす金属などが使われているのです。

この金属は金銀パラジウム合金といって、金、パラジウム、銀、銅などの金属を合わせたもので変形しやすく、虫歯も再発しやすい。金属が溶け出してアレルギーを引き起こす恐れもあるなど、身体に有毒な可能性が高く見た目も悪い。つまり、安さ以外はすべてデメリットなわけです。ドイツなど欧米の保健省では、歯科業界に対して金銀パラジウム合金とアマルガムを使用しないように勧告しています。

歯の治療に理想的なセラミックなどの素材を使うと、5万円、10万円とかかりますが、この保険治療があるために「そんなに高いのはおかしい」と思う方も多いのです。保険適用にすれば、数千円で治療ができるからです。

けれどもほかの先進国では保険という制度がないので、虫歯の治療をすると高額な費用がかかります。そのため皆さんの予防意識も高く、最初から虫歯にならないような努力をしっかりされています。一方の日本は、こうした保険があるせいで、「虫歯になっても、まあ、いいや」という感覚が根強くあることをとても残念に思います。

歯科医師が患者さんにとって理想的な治療法を説明するのは、「家族にしたくない治療は患者さんにもしたくない」という患者第一の精神をベースにした治療法ありきだと考えます。保険適用の治療と、保険適用外の治療方法があること、それぞれのメリットとデメリットをしっかり説明して、最終的な決定権は患者さんにお任せする。そういうスタンスで治療にあたっているかどうかということも、よい歯科医師を選ぶ基準だといえるでしょう。

●距離で歯科医院を選ばない

講演会などでいつもお伝えしているのが、近いという理由だけで歯医者さんを選ばないでほしいということ。よい歯医者さんが近くにあれば、それに越したことはないのですが、なかなかそうもいかないですよね。

どんな業種でもそうだと思いますが、歯科医師の中でも本当の一流は1割だということを念頭に置いて、近いからといって安易に歯科医院を選ばないことが大切です。まずはホームページを見て、あなたが抱えている歯の悩みに対して最適な治療ができる医療を行っているかどうかを調べてみてください。また、実際に歯科医師に会ったときに、治療に関する話を丁寧にしてくれるか、こちらの質問にわかりやすく丁寧に答えてくれるか、ということもチェックしてください。

あなたの歯を守れるのは、あなたしかいません。気になることはどんどん質問して、安心して治療に専念できるような環境をつくってもらいたいと思います。とはいえ、「私の歯の症状はいったいどんな専門分野の歯医者さんに診てもらうといいかわからない」という方は、どのような症状でも最適な治療ができる環境が整っている、専門分野の歯科医師が在籍していて歯科のチーム医療を行っている歯科医院を探してください。そうすればどんな分野の治療を受けることになっても、一つの歯科医院に通院するだけで済ませられるので安心です。

娘の矯正に付き添いで来ていたお父さんが……

ある日、中学生と小学生の2人の姉妹が来院しました。50代のお父さんが付き添いで来たのですが、実は3人の中で一番歯並びが悪いのがお父さんでした。娘さん2人は、歯並びが少しガタついているという程度でしたが、お父さんは上の前歯の一部が、前後2列になってしまっていました。

表面的にはそんなに気にしていないようでしたが、お父さんご自身、歯にコンプレックスがあったのかもしれません。そして、娘さんたちの歯並びはきれいであってほしいと、矯正を決めたのかもしれないなと感じていました。

実際に矯正治療が始まると、お父さんとお母さんが交互に付き添って、熱心に治療をサポートしてくれました。

お姉さんのほうはワイヤーで1年くらいかけて歯並びを整えました。妹さんのほうはまだ小学生で、歯の萌えかわり時期だったため、ひとまず取り外しのできるマウスピースだけをつけていますが、前歯のガタつきなどは数カ月でとれて、見た目はきれいに整ってきています。このまま乳歯の萌えかわり状況を診ながら、永久歯が正しい

column

位置に萌えるように誘導するために、矯正治療を継続していきます。

2人の娘さんの歯並びがみるみる整っていくのを目の当たりにして、お父さんご自身も自分の歯並びが気になり出したのかもしれません。ある日、「僕も矯正をお願いします」と、今度はお父さんも矯正に通われることになりました。

矯正を決めた理由を聞いてみると「子どもたちの歯並びがどんどんきれいになっていくのを見ていたら、うらやましくなってしまって……」というお返事。私としては、娘さんたちよりもお父さんの歯並びのほうが気になっていたので、そのように思ってくださりとてもうれしかったのを覚えています。

お父さんは矯正を始めて1年くらいになります。まだワイヤーがついた状態ですが、徐々に整ってきており、あと1年くらいで治療が終えられそうです。

お子さんの矯正も大切ですが、50代以降の方の矯正は、歯周病を予防することで生活習慣病を防ぎ、健康寿命を延ばし介護状態になるのをできる限り遅らせながら元気に長生きするために、非常に有意義なことです。いつまでも親子そろって美しい歯をキープして、健康を維持していただきたいと思っています。

第6章

たった1秒で愛される
ゴールデンスマイルをつくろう!

ゴールデンスマイルで人生が変わる

笑顔の印象がよくなると、人からの第一印象は必ずよいものに変わります。それによって、本人も自信が持てるようになり、積極的に人とコンタクトをとるようになっていきます。性格も明るく、社交的かつ前向きになる方が非常に多いです。

その結果、プライベートでは恋人ができた、友達が増えた、周りから「最近きれいになったね」と言われることが増えたという患者さんの声をよく耳にします。ビジネス面でも、「積極的に相手とかかわれるようになった」「初対面の人とも仕事の話をスムーズに進められるようになった」「営業成績が上がった」などの手応えをお聞きします。

矯正して歯並びが整うことによって、健康的、知的、爽やかな印象を与えられるようになるというのは、これまでの人生を変えるのに十分な変化だと思います。また、皆さん明るく笑うようになるので、深層心理にも変化を及ぼしているのでしょう。そのため、コミュニケーション能力が自然に高まり、プライベートでもビジネス面でも、よい現実をつくり出せているのではないかと思います。

笑顔が増えると周りからの印象もよくなり、その人自身がコミュニケーションスキルを高める訓練などしていなくても、自然と周囲とうまくやっていけるようになる。矯正をすることは、その人自身の人生の質を高めることにもつながるのです。

矯正中からゴールデンスマイルはつくれる

矯正歯科医になってからの15年間で、3000人以上の患者さんとかかわってきたことになります。3000人分の笑顔を世の中に送り出せたということ。そして、その方々の人生の質がゴールデンスマイルによって高まったこと。たくさんの人から、「矯正をしてよかった！」というお声をいただくことは、歯科矯正医としての大きなやりがいにつながっています。

ただ、矯正というと、「途中の見た目がいや」「手入れが面倒そう」などの理由から今でも二の足を踏まれる方が多い現状にあります。

透明で目立たず、取り外しのできるマウスピースを使うインビザライン矯正ならば、見た目はほとんどわからずに矯正ができることをここではご紹介したいと思います。最新のこの矯正法なら、治療をしている最中からゴールデンスマイルをつくることができるのです。

テレビに出演しながら矯正治療をした女性もいました。この方は食べ物のレポートをする、いわゆる食レポの仕事をしているので、最初の相談で「周りから見えない矯正にしてほしい」という要望を受けました。そこでワイヤーを使わずに透明のマウスピースで矯正したのですが、「誰にも矯正をしていることがばれずに治すことができました！」と、とても喜んでいました。

このインビザライン矯正は、ワイヤーの矯正と同じくらいの期間で矯正を進めます。費用的にはシルバーのワイヤーでの治療に比べて、10万円程度高くなりますが、見た目はほとんどわからずに行えるので、見た目を気にされる方にはとても人気のある矯正法です。

はじめに、現在の歯並びから最終的にどう変わるかをコンピューターのシミュレーション動画で見ることができるのも特徴の一つです。きれいに整った歯並びをビジュアルとして確認できるので、患者さんにとってはとても励みになるようです。

治療の進め方としては、最初に歯をスキャンをして、その動画データをアメリカの会社インビザライン（旧会社名アラインテクノロジー）に送ります。現地のエンジニアとやりとりをして、「こういうふうに歯を動かしてください」と伝え、歯の動かし方のシミュレーションをつくります。

マウスピース1枚につき、この歯を0・25㎜動かしていく、などというように動かし方を割り当てます。そのため、マウスピースは30枚のこともあれば80枚の場合もあります。歯並びや歯の形は千差万別なので、終了枚数は人によって違ってきます。

矯正治療の知識をもった歯科医師が何度もエンジニアとやりとりをして歯の動かし方の治療計画を作り、最終的にGOサインを出して注文すると、マウスピースがまとめて送られてきます。それを患者さんにお渡しし、マウスピース1枚につき1週間装着してもらって、その期間に決められた分だけ、歯が動くという矯正治療になります。

この場合も2～3カ月に1回程度、定期的に通院してもらいながら、矯正の進み具合を確認していきます。

矯正歯科の最新治療であるインビザラインは、痛みや違和感がワイヤーに比べて比較的軽く、得られる効果は同等です。

ただ、最近ではこちらのほうがワイヤーに比べ、精密に矯正できるというメリットもあります。デジタルで0・1㎜や、角度なら0・1度ごとに細かく調整できるので、手作業でワイヤーを曲げて行うよりもずっと精巧に治せるのです。矯正治療の専門家である私から見ても、ワイヤーよりもインビザラインのほうがきれいに治せる時代になったと感じます。

矯正の仕上がりに関しては、ワイヤーの患者さんは、すべての工程が終了してワイヤーを外したときに感動されます。一方でインビザラインの場合は、ワイヤーをつけてないので歯の状態を認識しやすく、日々治ってきていることを感じられるメリットがあります。

手入れに関してもこちらのほうが断然ラクです。ワイヤーをつけた状態だと歯磨きにかなり時間がかかり、よほど頑張らないと虫歯になってしまったり、口臭が気になり出したりすることがあります。

その点、インビザラインの場合は、マウスピースを外すのは食事と歯磨きのときだけです。そして食後に歯磨きをしてから、洗ったマウスピースをまたつけるという具合なので清潔に装着でき、虫歯や歯周病になりにくいという利点があります。

ただし、毎日22時間、自分のモチベーションを維持しながら、マウスピースをはめる必要があります。それでも私は、この最新の矯正治療はワイヤーに比べて、患者さんにとってのメリットが多いと思います。目立たない矯正でゴールデンスマイルがつくれるのは、非常に有意義なことではないでしょうか。

残念なのは、ちまたで「インビザラインはやっても治らない」という風評被害が出回ってしまっていることです。矯正歯科専門のプロが治療に当たれば、インビザラインのほうが精度の高い治療をできます。ただ、矯正治療の知識がない素人のような歯科医師が行っている、または患者さんが決められた時間インビザラインのマウスピースを使用しない場合は効果がでないので、評判が下がってしまいます。

本当のメリットが伝わらないというのは、とてももったいないことです。どんなに性能がよい車でも、下手なドライバーが乗ったら事故を起こす可能性が高いですよね。歯科治療の世界でも、それと同じことが起こっているのです。

インビザラインの矯正を検討される場合は、医師が日本矯正歯科学会の認定資格を持っているかどうかを確認してください。この資格を持っていてインビザラインを扱かっている先生であれば、まず間違いはないでしょう。資格の有無は、学会のＨＰの「認定医・臨床指導医 名簿一欄」で確認できます。

目立たずに治療でき、ワイヤーと同等の矯正力があるインビザライン。この方法であれば、治療の最中から美しいゴールデンスマイルをつくれることを、多くの方に知ってもらえたらうれしいです。

「ゴールデンスマイル」と「ガミースマイル」の分かれ目とは？

その人が笑顔になったとき、パッと華やいで美しく見える。その笑顔によって、そこにいる人たちの心がほっとゆるむ。そんな笑顔を私は「ゴールデンスマイル」と呼んでいます。

この第一条件となるのが、正面から見たときに上下の歯の真ん中が顔の中心と一致していること。笑顔の時に上の歯の先端をつないだラインと下の唇のラインとが一致して、美しいスマイルラインができていることも大切です。さらに細かいことをいうと、見えている歯の角度がきれいである、虫歯などで黒ずんでいない、歯の色が美しいのも大切です。問題がある場合は、矯正治療をすればすべてクリアになります。

矯正歯科の範疇《はんちゅう》外ではありますが、ニコッと笑ったときに、口角が左右対称にしっかりと上がっているかどうかも、ゴールデンスマイルには必要です。

笑顔になったときに歯茎が見えていないことも重要なポイントです。特に上の歯茎が見え過ぎてしまうことを「ガミースマイル」といいます。これは笑顔の世界基準からするとNGです。なお、ガミースマイルはその原因によって矯正で治せる場合と、手術が必要になる場合とがあります。

上の唇があまり伸びず、唇の動きが悪いことが原因で歯茎が見えてしまう場合、上あごの骨が下がっていたり、前に出ていたりすることで歯茎が見えてしまう場合もあります。女優の有村架純さんのお姉さんでタレントの有村藍里さんが、手術でガミースマイルを治したことをご存じの方もいるのではないでしょうか。

ガミースマイルの原因は歯か、あごの骨か、唇の裏側の粘膜なのか。それぞれのケースによって適した治療法があり、矯正になることもあれば、手術をすることになるケースもあります。歯が原因であれば、矯正で治すことができます。上あごの骨が原因なら、骨を削る外科手術をしてから矯正して治すこともあります。

歯科矯正で治せるケースとしては、上の歯が下がっている、もしくは前に出ているために、歯茎が見えてしまうという場合です。

ただ、矯正歯科の専門医としては、誰にでもガミースマイルの治療をすすめるわけではありません。年齢によっても、歯茎の見え方は変わってくるからです。基本的には歳を重ねるほど筋肉はゆるみますから、だんだんと唇の筋肉もゆるんで下がってきます。そのため、ガミースマイルは歳を重ねるほど、ある程度治ってきます。

力を抜いているときに見える上の前歯4本部分の歯の長さは、30代以下だと平均約3㎜ですが、60代になると唇の筋肉のゆるみなどから、ちょうど歯が見えなくなります。ですから、若いときにガミースマイルを治し過ぎると、歳を重ねたときに今度は前歯が見えなくなってしまう、という現象が起こります。治療をするときは、将来の加齢による変化も考えて行わなくてはなりません。

ガミースマイルが気になる方は、ぜひ一度、矯正歯科専門医に相談してください。あなたに合った方法で、美しいゴールデンスマイルをつくっていきませんか。

美しい口元をつくるトレーニング5選

ゴールデンスマイルをつくるためには、歯の矯正はもちろんのこと、口周りの筋肉を鍛えることも非常に大事なポイントです。おすすめのトレーニングを5つご紹介したいと思います。

まだ矯正はしていないけれど、きれいな笑顔をつくりたいという方も、ぜひお試しください。

①頬の筋肉を鍛える「割り箸トレーニング」

割り箸を使い、頬の筋肉を効果的に鍛えることができます。筋肉が衰えていると、唇がプルプルしてくるかもしれません。最初は口元が引きつるくらいに口角が引っ張られる感じがしたり、口角から頬のあたりが筋肉痛になったりすることもありますが、続けることで歯が美しく見えるような口元になります。

〈やり方〉

1．奥歯でしっかりと割りばしをくわえる。
2．そのまま、口を「い」の形にし、自分が限界と思うところまで口角を引き上げる。
3．その状態を30秒間キープする。
4．10秒間休む。
これを3回繰り返す。

②鼻呼吸を促す「あいうべ体操」（6－1）

口を閉じる筋肉を鍛えることで鼻呼吸を促すため、よい歯並びをつくることにもなります。

鼻呼吸は副鼻腔から出る一酸化窒素と空気が混じり合って殺菌されるため、免疫力アップにも効果があり、アレルギー性疾患の改善や高齢者の誤嚥《ごえん》防止にも役立ちます。

いつでも、どこでも、誰でもできる体操です。毎食後に10回、1日に計30回を目安に行うと、舌に力がついて自然と口を閉じることができるようになります。

〈やり方〉

1．口を「あー」の形にして、大きく開く（声は出しても出さなくてもどち

6－1 あいうべ体操

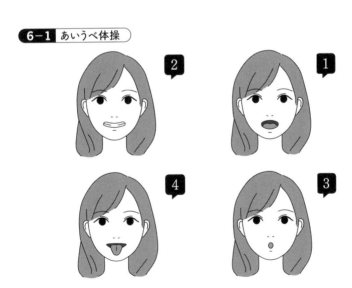

らでも可。以下同)。
2.「いー」の形にして、大きく横に広げる。
3.「うー」の形にして、唇を強く前に突き出す。
4.「べー」の形にして、舌を突き出し下に伸ばす。
これを10回繰り返す。

③口の周りの筋肉を鍛える「ペットボトルリフト」

歯並びを整えるためにも口周りの筋肉はしっかりさせておきたいものです。ペットボトルを使ったこの体操は、唇を使ったエクササイズで頬の筋肉を鍛えるため、フェイスラインのたるみなどを改善する効果も期待できます。

用意するものは、ペットボトルと水のみ。ペットボトルの大きさは、大小問いません。3回を1セットとして、1日に2セット行います。最初は50㎖程度の水の量から始め、慣れてきたら100㎖、150㎖と増やしていきます。

〈やり方〉

1. ペットボトルに水を入れてキャップを閉める。
2. テーブルにペットボトルを置き、唇でペットボトルを持ち上げて10秒キープ。

3．ゆっくりとペットボトルをテーブルに戻す。

これを3回繰り返す。

④口内環境を整える「べろまわし運動」

口を閉じて舌を口の中でグルグルと円を描くように回します。次の1～3を1セットとして、1日3セットが目安。1カ月ほどで効果が見えてくることが多いようです。

虫歯や口臭予防、歯並びの改善に効果的なほか、小顔効果、二重あごやほうれい線の改善といった、アンチエイジングにも役立ちます。

〈やり方〉

1．口を閉じた状態で、舌を歯の表面にあてる。

2．そのまま歯の表面をなぞるように右回りで20回回す。

3．左回りで20回回す。

⑤口周りの筋肉を鍛える「ボタン運動」

唇や顔面の筋肉がゆるんでいると、歯並びが悪くなったり、矯正治療後の噛み合わせが安定しなかったりすることがあります。それを防ぐために、唇や顔面の筋肉を強化するトレーニングです。

直径2・5㎝程度の薄いボタンに、30〜40㎝ほどのタコ糸やデンタルフロスのような細いひもを通し、輪にして結びます。10回を1セットとし、朝昼晩の3回、計3セット行います。

〈やり方〉

1．ボタンを唇と歯の間に入れて、唇を閉じる。ひもは口の外に出しておく。

2．ボタンが口から飛びだす寸前くらいの力で、ひもを前方に引っ張り5秒キープ。

3．引っ張っていた力をゆるめて5秒休む。

これを10回繰り返す。

苦手な人の前でもゴールデンスマイルになる効用

どんな人の前でもゴールデンスマイルでいることが、あなた自身の身を助けることになります。世の中にはいろいろな人がいるので、合う人もいれば合わないなと感じる人もいるでしょう。気が合う人には自然に笑顔を向けられますが、気が合わない人にこそ、私は笑顔を向けるようにしています。

そうしていると、苦手な相手とでも次第に楽しく話せるようになっていくからです。少しの努力で自分の印象をよくしておけば、陰で悪評を言いふらされたり、足を引っ張られたりすることもなくなるでしょう。自分自身にふりかかる災難は、ゴールデンスマイルで払いのけることができるというわけです。そのためにも、自信を持って笑顔をつくれる自分でありたいですよね。

また、犯罪率の高いエリアで、住民が笑顔であいさつすることを意識した結果、犯罪率が下がったという話もあります。確かに、周囲にいるうちの誰がよい人で誰が悪い人かなんて、一目でわかることはまずありません。だからこそ、常にゴールデンスマイルを心がけておくのが安全なのです。

考えてもみてください。自分に笑顔を向けて気持ちよくあいさつをしてくれた人の家に、泥棒に入ろうと思えますか？　そういう人に対して、暴言や暴力を浴びせようと思えますか？　ゴールデンスマイルを心がけているだけで、これと同じようなことが、個人にも起きるというわけです。芸は身を助けるといいますが、ゴールデンスマイルも身を助けてくれるのです。ぜひ、美しい歯並びを手に入れて、自信を持ってゴールデンスマイルができる姿を目指してください。

声を使う仕事の方にも矯正はおすすめ

歯並びが整うことで活舌がよくなったり、声の出方がよくなったりすることがあります。歯並びの悪さがご本人の活舌や発声の悪さに関係していることが、大いにあるからです。

声優やライブ活動をしている10代の女性が矯正治療に訪れました。彼女はファンの前に出ることもあり、歯並びの悪さを改善したいという思いが強かったようです。また、オペラ歌手の20代の女性は、出っ歯と上下の歯並びのずれを矯正するために、舞台俳優の30代の男性は、すきっ歯を治すために矯正治療に踏み切りました。

矯正専門医の観点からいうと、前歯の上下に隙間ができてしまう開咬《かいこう》や、ガタガタの歯並びで舌の動きを制限してしまっている場合は、矯正したほうが発音や活舌は格段によくなります。すきっ歯の場合はどうしても空気が漏れてしまうので、矯正したほうがしっかりした発音になるでしょう。

いずれも皆さん、きれいな歯並びになったことを喜んでいましたが、それに付随し

column

て声の質も格段によくなっているはずです。

アナウンサーやウエディングプランナー、司会進行をつかさどるMCなど、声を使う仕事をする方にはぜひ、矯正の素晴らしさを知ってもらえたらと思います。

第7章

日本人を世界に誇れる口元美人に

輝き続ける日本人をつくりたい

これまで矯正治療や歯と健康のかかわりについて、さまざまな角度からお話ししましたが、いかがでしたでしょうか。少しでも歯の健康や矯正に興味を持っていただけたら幸いです。矯正歯科医として私が願っているのは、「日本人をかっこよく健康的にしたい」ということ。世界中の人から見ても、私たち日本人を老若男女問わず、かっこよく健康にしたいのです。

国民全体の意識が変われば、世界から見た日本の評価も変わるでしょうし、日本という国自体が、さらに豊かで調和のとれた国になると思います。私はそのきっかけとして、矯正治療があると考えています。歯並びという見た目の身だしなみはもちろん、健康的に過ごすためにも、矯正治療を取り入れていただきたいのです。

確かに矯正治療は時間もお金もかかります。けれど、一生を通して考えたら、必ず元が取れる治療です。治療に数年もの時間と、約100万円の費用がかかったとしても、そのおかげで1年でも長く健康に過ごせたり、介護状態になる期間が1年でも短くなったりすれば、間違いなく元が取れます。

私の父はアメリカのセントルイス大学で矯正科の教授だったこともあり、アメリカにおける歯に対する意識の高さについて、子どもの頃からよく聞いて育ちました。また、父を訪ねて現地に行った際、人々の口元の美しさ、自信に満ちた笑顔の輝きなどを目の当たりにして「日本人もこんなふうにきれいな口元になり、笑顔が美しくなったらどんなに素敵だろう」と思った記憶があります。

その頃の思いが原動力となり、現在はフリーランスの矯正歯科医として、全国の歯科医院で患者さんの歯を美しくし、患者さんの健康を長いスパンで維持できる矯正治療を提供しているのです。

私がフリーランスの矯正歯科医になった理由

歯科医師というと、歯科医院を構えてそこだけを拠点に治療をするというイメージが強いかもしれません。ですが、歯科医師の中でも各分野の専門医と呼ばれるスペシャリストたちは、フリーランスとして違った働き方をしています。私もその一人です。

なぜ、フリーランスで矯正歯科医をしているのかというと、技術力の高い歯科チーム医療を目指しているからです。スペシャリストが必要とされる現場に赴き、その患者さんに必要な治療を行うために、あえてフリーランスを選びました。

一般的に歯科というと歯のことだけを診るので一種類と思われがちですが、さまざまな専門分野があります。

たとえば、ひと口に医科といっても、内科、外科、皮膚科、眼科、耳鼻咽喉科などがありますね。それと同じように、歯科の中でもインプラント、麻酔（静脈内鎮静法）、スポーツ歯科、口腔外科、歯周病治療、保存治療（詰め物）、マイクロスコープ治療、補綴《ほてつ》治療（入れ歯、被せ物）、矯正治療と、さまざまな専門分野があるのです。

昭和の時代は、歯科医院の院長先生が一人でなんでもやる体制がメインでしたが、何十年とたつ中で、一つひとつの専門分野が目覚ましい勢いで発展しました。科学的にも身体のことがさらに詳しく解明されてきて、治療法も驚異的な速さで進歩しています。

虫歯の治療一つとっても、顕微鏡で見ながら治療する「マイクロスコープ治療」など、さまざまな専門分野の技術が非常に高度になってきているのです。そのため、一人のドクターがすべての専門分野で100点満点を出すことが難しくなってきました。一つの専門分野をマスターしたとしても、ほかの分野では100点を出せず、60点、70点になってしまうからです。

虫歯や歯周病や歯並びの悪さなど、患者さんはさまざまな問題を抱えて歯科医院にやってきます。そこで現在は、その患者さんに対して、歯科医院と提携している各専門分野のスペシャリストであるドクターが、必要に応じて治療に当たる歯科チーム医療という体制が広がりつつあります（7－1）。

たとえば、下の奥歯が1本なくなっているのを放置していたため、後ろの歯が前に倒れこみ、中途半端な隙間ができている患者さんがいるとしましょう。このような中途半端な隙間と、奥の歯が倒れている状態は、歯にとって非常に負担がかかります。それをどうにかしようと、いきなりここに入れ歯やインプラントを入れようとしてもできません。

こうした場合には、まずは矯正治療で奥の歯を起こし、歯と歯の間の隙間をきちんと空けてあげます。その後インプラント治療をすると、歯をまっすぐに入れられるようになり、その歯を健康に長く使ってもらうことができるようになります。こういうことをできるのが、チーム医療の最大の強みといえるでしょう。

各分野で100％の能力を出せるドクターが集まって、患者さんの治療に当たる。患者さんが望む治療に対して常に100点の治療を行っていくには、この方法が最も適しているのです。

そのため、私は矯正歯科の分野で100点満点の治療を行うドクターとして、提携している診療所に出かけ、チーム医療に携わるというスタイルで、多くの患者さんたちの治療に携わっているのです。

7－1 歯科チーム医療

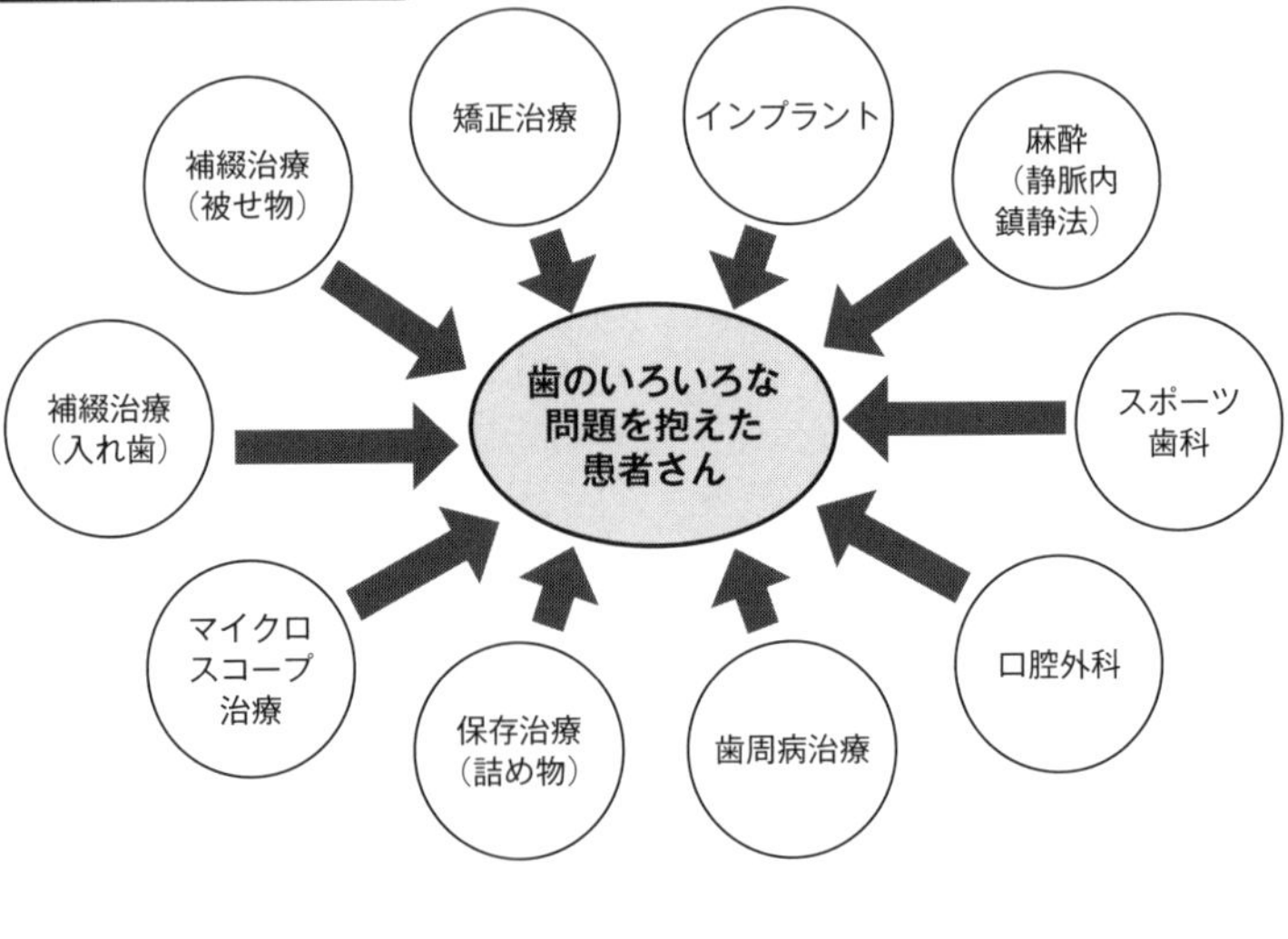

「臆病なあなた」にどんどん幸せになってほしい

もしあなたが歯並びに問題を抱えているのなら、早いうちに矯正するほど、健康が改善されると同時に、口元のコンプレックスも解消されることでしょう。そうなれば、コミュニケーション能力が高くなって周りからの印象もよくなり、プライベートでもビジネスでも円滑に物事が進むようになっていきます。虫歯や歯周病にもなりにくくなりますし、歯の治療費や、通院に伴って生じる面倒な事柄も省けます。さらに歯周病を予防できることにより、糖尿病や脳血栓、動脈硬化などの予防もできるため、健康寿命が伸びた結果として医療費の削減にもつながります。

この中で最大のメリットといったら、健康寿命が延びることです。少しでも健康に過ごせる期間を長く、自立して人生を楽しめる時間を延ばし、介護状態になるのを遅らせることができれば、その後の医療費の削減に貢献できます。

しかしこれまで述べてきたように、自分がやりたいことに積極的にトライして人生を楽しめるようになるきっかけとしても、矯正は大きな役割を果たしています。患者さんの中には、矯正治療中からご自身の身体を美しく鍛えることに目覚めて、最終的にはバランスのよい筋肉美や内面の明るさや品格を競う「ベストボディ・ジャパン」コンテストに出場した女性もいました。

歯並びにコンプレックスがあるために臆病になってしまい、新たな物事への挑戦をためらってしまう人は意外と多いのです。けれど、矯正治療を始めたことによって、一歩踏み出せなかったことに勇気を持ってチャレンジできるようになり、さらに自分らしく生きる楽しさを見つけていく患者さんが非常に多くいらっしゃいます。

これまでの患者さんたちを見ていても、矯正していない自分と矯正した自分とでは、一歩踏み出す力に大きな差が出るようです。多くの患者さんとのかかわりの中で実感するのは、「矯正治療が人生を着実に変えている」ということ。その方の人生の幅が広がり、新しい視野や世界観を得てイキイキと輝いていく。そんな幸せな方々をこれからもどんどん増やしていきたいと思っています。

日本人のゴールデンスマイルを世界に

突然ですが、内閣府が打ち出している「クールジャパン戦略」をご存じですか？　クールジャパンとは、世界から「クール（かっこいい）」と捉えられている、もしくはその可能性がある日本の魅力のこと。これを世界に向けて発信することで、日本の経済を活性化させていこうという取り組みです。矯正歯科医である私からしたら、日本ならではの質の高い矯正治療を広げることこそが、自分にできるクールジャパンだと思っています。

これまでは矯正治療というと、アメリカのほうが進んでいるイメージでした。

日本人は手先が器用ですから、非常に細かい作業ができます。さらに、欧米人に比べて日本人はもともとの歯並びが悪いため、海外ではあまり見かけないような歯並びの悪さを持つ患者さんの治療を日本の矯正歯科医は数多くしてきています。そのため、日本の矯正歯科医の治療技術は、世界の中で見ても非常にクオリティが高くなってきています。こうした背景から、日本の矯正歯科技術が世界で一番になる可能性は大いにあるといえます。

これらの技術を駆使して、多くの日本人の口元を美しくし、ゴールデンスマイルができる人を増やすことで、「日本人は口元がきれいな人種」だと世界の人々に認識してもらえるように努めていきたいと思っています。

あなたには「お金と時間」をかける価値がある

52歳の女性の矯正と歯周病の治療に、歯科チーム医療の一員として携わったことがあります。この方は下の奥歯が内側に倒れ込み、八重歯があるのが目立つ歯並びでした。舌が生まれつき小さいことから、さまざまな不具合を生み出してしまっていました。

口の中には、これまでに虫歯の治療などで苦労されてきた痕跡が残っていました。中でも特徴的だったのが、下の奥歯が45度くらい内側に倒れていたこと。ここが上の歯とすれ違ってしまい、この部分ではものを噛めていない状態でした。なおかつ、その歯がかなりひどい虫歯になっていたのです。

また、八重歯の部分の歯茎がかなり下がっており、歯周病にもなっていました。八重歯は普通に並んでいる歯と比べて土台の骨の外側に出てしまっているので、八重歯の根の外側に骨がなく、ほかの歯に比べると歯周病がより進みやすいのです。

この女性は虫歯の治療で一般歯科にかかり、まずレントゲンを撮って調べることになりました。すると、以前治療した奥歯の虫歯がかなり深くまで進行しており、歯の根っこのほうまできていたので、これはもう抜かなくてはいけないということがわかりました。

「どうせ歯を抜くなら、これを機会に悪い歯は抜いて、いい歯だけ残すような矯正治療をしたらどうですか？　その被せ物を入れ直しても歯の向きが悪かったら、長持ちしないだろうから」と医師はアドバイスしたそうです。

このままでは歯周病も進行してしまうし、歯並びが複雑だときれいに歯磨きができない。歯が傾いていると余計な力がかかって歯周病になってしまうリスクもある。それならば、矯正で根本的に治したほうが、長い目で見てもメリットがある――こうした専門的な内容まで把握している一般歯科の先生の助言により、この患者さんは矯正することを決心しました。

歯科チーム医療としては、まず歯並びと噛み合わせを整えました。ただ、八重歯は歯周病で歯茎が下がっていたので、今度は歯周病の専門家がそこに関わり、歯茎を移植する手術をしたのです。歯周病は一度なったら治らないといわれていますが、最先端の治療を用いれば治すことができる場合もあるのです。

ただし、本当に手遅れになるまで放っておくと、いくら最新治療を駆使しても治すことはできません。その歯自体が矯正で歯を動かすことに耐えられないくらい弱っている場合には、こうした歯周病治療はできないのです。幸い、この方の場合はそこまで重度ではなかったので行うことができました。

治療期間は、きれいな歯並びにするための矯正に1年半かかりました。その後、歯茎の移植手術を行ったので、トータルで約2年かかりました。

この間、日常生活に支障が出ることもなく、勤務先の銀行にも休まずに通われていました。歯茎の移植手術もレベル的には歯を抜くのと同程度なので、それほど大きなダメージが加わるというものではありません。費用は岐阜の患者さんでしたので、都市部に比べると安く、全体で約80万円でした。都市部で同じような治療をした場合は、約100万円かかると見込まれますが、それでもこの値段で老後の健康が買えるとなれば、安いと感じる方も多いのではないでしょうか。

なお、治療は、矯正、歯周病、補綴（被せ物）の各分野において100点の治療ができる専門医がタッグを組んだことで、最善の結果を出せました。患者さんの人相は、治療前と後とで明らかに変わりました。表情が明るくなり、信頼感が増したのです。ご自身でもそれを感じていて、とても喜んでいました。

矯正に年齢は関係ありません。最近は50代以降の方も増えています。ちょうどこのくらいの年齢から虫歯が進行して、「この歯はもう残せない」ということが判明。そして、抜いた後にどうするかという判断に迫られるのです。本来はそのように悪くなる前から矯正をしてもらいたいのですが、人というのは何か不都合が起こらないと、なかなか対処しようとしないものです。

いつからでも矯正治療は始めることができます。あなたにはそのためのお金と時間をかける価値があるのですから。矯正をすることで健康年齢を長く、介護状態になる期間を短くできれば、あなた自身が人生を楽しめるだけでなく、ご家族にも自由な時間を与えられることになります。自分のため、家族のために矯正治療を行うという選択は、超高齢社会でのスタンダードになっていくかもしれません。

歯はすべての予防医学の入口

健康ブームの昨今、いろいろな情報が取りざたされていますが、日本では歯についての情報は、まだまだ少ないと思います。これは日本人の健康に対する意識の低さの表れともいえるでしょう。なぜなら、予防医学の入口は、実は歯科だからです。

80代で20本自分の歯が残っているのが理想的で、そのくらい健康な歯が残っていないと、高齢になってからしっかりと食事が摂れなくなり、免疫力が落ちて病気になりやすくなってしまいます。また、歯が残っていないと、起き上がったり立ち上がったりするときに踏ん張ることができず、早い段階で寝たきりになってしまうこともあります。高齢者になってからこうしたことにならないよう、予防医学の入口となるのが歯科で、さらにその上流にあるのが矯正歯科治療というわけです。

矯正治療で歯並びと噛み合わせを整えていけば、虫歯と歯周病を予防することができ、その先にある糖尿病や脳梗塞など、さまざまな生活習慣病も予防することができます。

矯正歯科が予防医学の最上流にあり、口の健康を守ることが予防医学につながるということを知っている方は、まだ少ないと思います。けれども間違いなく、矯正することで健康寿命は延びていきます。患者さんご自身がそれを目的に矯正をされるということはまだありませんが、今後は健康長寿を目的とした矯正治療も注目されてくるのではないでしょうか。この部分はぜひ多くの人に知ってもらいたいと思っています。

矯正を考えたときにやるべきこととは？

矯正治療をどこで受けようかと考えるとき、先述したように、金額や距離で歯科医院を選ばないでほしいということを念押ししておきます。矯正歯科の先生は、世の中にたくさんいますが、技術の差があることに、一般の患者さんたちはなかなか気づけません。だからこそ、ホームページなどを調べて、きちんとした専門医から矯正を受けられる歯科医院を選んでもらいたいのです。

その際の目安になるのは、インターネットの口コミではなく、日本矯正歯科学会のホームページにある「認定医・臨床指導医 名簿一覧」です（https://www.jos.gr.jp/roster)。こちらはお住まいの地域からも検索できますので、参考にしてください。

なお、矯正歯科には適正な価格というものがありますから、変に安いところは怪しいと疑ったほうがよいでしょう。地域差はありますが、基本的には80～90万円が相場です。ただ、都市部の場合は１００万円前後になる場合もあるでしょう。現在、私が診察している歯科医院の費用も、だいたいこのくらいです。

なお、私がフリーランスの矯正歯科医として通っている歯科医院は、東京都内に４カ所、埼玉県と千葉県に１カ所、愛知県に４カ所、大阪府に2カ所あります。

私の場合、最初は必ず無料相談を行い、「現状ではこういう問題点があります」「もし矯正するとしたら、こういうやり方になります」などのお話をしています。患者さんに聞くと、無料相談ではあまり治療方針などを話さない歯科医院が多いようです。中には、方針を聞きたければ○万円かけて検査をしてほしいというところもあるのだとか。

けれども私はその方の口の状態を見てから、「この歯を抜く必要があります」「矯正の期間はこれくらいかかる見込みです」といった治療方針を、無料相談の際にお伝えしています。そのうえで納得して、安心して治療に入ってもらいたいからです。

もう一つ大切にしているのが、患者さんに信頼してもらうこと。患者さんの歯をよくしたいという思いがあっても、確かな技術力や診断力がなくては意味がありません。1分程度の初見で患者さんの口腔内をみて、治療方針がパッと出てくる矯正歯科医は、日本にはまだあまりいないかもしれません。ただ、私の場合はこれまで何千人という患者さんを診てきた経験で、最初にある程度の矯正治療の青写真をご提示するように努めています。

人生の記念日にはゴールデンスマイル写真を撮ろう

日本には「ハレ」と「ケ」という2つの伝統的な世界観があります。前者は非日常生活、後者は日常生活に属する時間や空間のことを意味しています。一般的に「ハレ」の日というと、結婚式や誕生日、お祭りや地域に根づいている年中行事など、おめでたい日のことを指します。人生の折り目や節目にもなり、どなたにとっても人生で最も大事なワンシーンとなることでしょう。

そして、「ハレ」の日は大勢の人が集い、互いを祝福し合う日でもあります。これはお七夜、お食い初め、七五三、入学式、卒業式、成人式、結婚式、さらには銀婚式、金婚式、米寿、卒寿、白寿、百寿と、生まれてからずっと続きます。

こうした記念日の写真は、晴れやかな笑顔で写りたいものです。記念写真はいつまでも手元に残る、幸せの象徴でもあるのですから。晴れ晴れと大きく口を開けた笑顔で撮られていれば、それを見て蘇ってくるのは楽しかった思い出やうれしかった記憶に違いありません。

一大決心をして、時間とお金を費やして手に入れた美しい口元は、10年後、20年後のあなたに対するエールになるはずです。写真の中で最高の笑顔でほほ笑むあなた。その姿を見るたびに、あなたの人生が多くの人たちに祝福されてきたことを思い出すでしょう。「ハレ」の日はぜひ、ゴールデンスマイルで写真に写ってください。

本書を読んでいただいたあなたにとって、その1枚の写真は、自己肯定感や幸福感の中で着実に自分の人生を歩んできた軌跡を示すことになるでしょう。これからあなたとあなたの家族、そして大事な人が幸せな笑顔に包まれながら、健やかに楽しく人生を過ごせますよう、心からお祈りしています。そして、皆さまの歯を本当の意味で健康に保つためのお手伝いを、これからも真摯に続けていきたいと思っています。

第7章

日本人を世界に誇れる口元美人に

おわりに

フリーランスの矯正歯科医として独立してから、お話ししてきたように、これまでに3000人以上の患者さんの歯を美しく整えるお手伝いをさせていただいてきました。日本人の歯並びを美しくしたい。日本人の美しい口元を世界に誇れるものにしたい。そうした想いに突き動かされるように、矯正歯科の分野の研究を深め、技術を研鑽し、歯科チーム医療の一員として、各地の歯科医院で治療に当たっている毎日です。

長らく日本では、歯科医院の院長先生が一人でなんでもこなすという治療体制がスタンダードとされてきましたが、より患者さんへの治療を確かなものにし、専門的な高い技術を提供するために、専門家同士が連携し合って、チームとして歯科医療に携わるという体制が生まれ始めています。

矯正だけでなく、歯周病治療やインプラント治療などのエキスパートが集まり、その患者さんにとって最適な歯科医療を提供していく。そうして歯の健康を確実に守ることは、患者さんが高齢になったときの健康を守ることにもつながります。

矯正は、単に見た目を美しくするだけでなく、歯周病を防ぐことによって生活習慣病を予防し、健康寿命をできるだけ長く延ばすという予防医学の最上流に位置づけられることでもあるのです。このことを多くの方々に知っていただきたくて、本書を執筆いたしました。

雑誌『PRESIDENT』2012年11・12号（プレジデント社発行）に、『「リタイア前にやるべきだった……」後悔トップ20』という記事が掲載されました。1000人近いシニアにアンケートをした記事で、後悔の第1位はなんと「歯の定期検診」でした。

40代以降の日本人の約8割がかかっているといわれる歯周病は、ほとんど症状がなく進行していくために、ケアを始める時期が遅れがちです。気づいた時には、歯を失うことになったり、歯がぐらつき始めたりして、大事な食事を楽しめなくなってしまう方も少なくありません。

また、歯のケアが手遅れになると治療の期間や費用が跳ね上がり、治療自体も複雑になります。さらに、歯周病から生活習慣病へとつながり、健康寿命が損なわれることによってかかる介護費用も大きな負担となります。

人生の最後まで、できるだけ自分の歯で食べ物を味わい、生活習慣病などを予防し、いつまでも元気で過ごせますように。

歯を大切にすることで、あなたの健康が末永く続いていくことを心より願っています。

2021年5月
ブライトオーソドンティクス
矯正歯科医師 宮島悠旗

宮島悠旗（みやじま　ゆうき）

歯科医師。歯学博士。

父と同じ矯正歯科の専門医になろうと決心し、両親の母校でもある愛知学院大学歯学部から、東北大学大学院に進む。誰にも負けない知識と技術を身につけるべく、勉強・論文研究、技術の研鑽に没頭。

その結果、31歳にして最短で日本矯正歯科学会の認定医を取得する。同時に、東北大学大学院顎口腔矯正学分野の助教に就任。

現在は、矯正歯科医の「ドクターX（エックス）」として、関東から関西圏まで、実に12もの歯科医院と契約し、矯正治療に当たっている。著書に『国際人になりたければ英語力より歯を“磨け”』(幻冬舎)がある。

企画協力　株式会社天才工場　吉田　浩
編集協力　福元美月
執筆協力　「cosmic flow」岡田光津子
組版・装幀　永瀬優子、武田理沙（ごぼうデザイン事務所）
イラスト　Kagemo
校　正　藤本優子

幸せを呼ぶゴールデンスマイル
歯並び美人で充実人生

2021年7月1日　第1刷発行

著　者　宮島　悠旗
発行者　松本　威
発　行　合同フォレスト株式会社
〒184-0001
東京都小金井市関野町1-6-10
電話 042（401）2939　FAX 042（401）2931
振替 00170-4-324578
ホームページ https://www.godo-forest.co.jp/
発　売　合同出版株式会社
〒184-0001
東京都小金井市関野町1-6-10
電話 042（401）2930　FAX 042（401）2931
印刷・製本　株式会社シナノ

ISBN 978-4-7726-6193-5　NDC 490 188×130